과자 중독에서 벗어나는 방법

과자 중독에서 벗어나는 방법

—

2021년 5월 14일 1판 1쇄 인쇄
2021년 5월 24일 1판 1쇄 발행

—

지은이 시라사와 다쿠지
옮긴이 장하나
펴낸이 이상훈
펴낸곳 책밥
주소 03986 서울시 마포구 동교로23길 116 3층
전화 번호 02-582-6707
팩스 번호 02-335-6702
홈페이지 www.bookisbab.co.kr
등록 2007.1.31. 제313-2007-126호

—

기획 권경자
진행 기획부 권장미
디자인 디자인허브

—

ISBN 979-11-90641-44-9 (03510)
정가 15,000원

책밥은 (주)오렌지페이퍼의 출판 브랜드입니다.

마약만큼 위험한 설탕, 밀가루, 소금 중독 끊어내기

과자 중독 에서 벗어나는 방법

시라사와 다쿠지 지음 ㅣ 장하나 옮김

책밥

과자를 끊지 못하는 건
당신의 의지 탓이 아니다

이번에 운 좋게 기회가 닿아 '과자 중독'에 대한 책을 펴내게 되었다. 이 책이 세상 밖으로 나오게 된 배경에는 2012년에 출간된 《설탕을 끊으면 10년은 젊어진다!(砂糖をやめれば10歳若返る!)》라는 책이 있다.

그 당시 미국에서는 '마일드 드러그(Mild Drug, 정제도가 높고 중독성이 있는 식품)'의 위험성이 큰 화제가 되었는데 일본에는 거의 알려지지 않았다.

하지만 약물만큼은 아니더라도 평소 가까이하는 음식 가운데 중독을 일으키는 식품이 있고, 그로 인해 비만과 성인병이 급증하면서 세계적으로 문제시되기 시작했다는 점만은 분명한 사실이었다.

나는 책을 통해 우리도 그 위험성을 간과할 수 없다고 설파했다. 수많은 마일드 드러그 중에서도 당시 가장 큰 문제가 되었던

'설탕'에 초점을 맞춰 그 위험성에 대해 소개했고, 책은 베스트셀러에 올랐다.

그로부터 수년이 지났다. 그리 긴 시간이 흐른 건 아니지만 여전히 식품이 일으키는 중독성에 관한 새로운 사실들이 속속 밝혀지고 있다.

밀은 마약과 같은 수준의 중독성을 지적받으며 건강을 위해 되도록 피해야 하는 식품이 되었다. 백설탕이나 과당, 인공 감미료도 마찬가지다. 이런 식품들만큼 명백하지는 않지만 소금과 기름도 중독을 일으킨다. 무엇보다 중독에서 벗어나려면 스트레스 관리가 필수라는 사실도 밝혀졌다.

과자는 여러 가지 마일드 드러그가 가미된 초가공식품으로 중독성이 대단히 높다. 내가 이 책의 주제를 과자로 삼은 것도 이러한 이유에서다. 만약 당신이 과자를 끊을 수 없어 고민이라면 당신의 의지가 아닌 과자의 중독성을 탓해야 한다.

중독에서 빠져나오는 데는 요령이 있다. 이 책은 중독을 일으키는 범인(요인)을 7가지로 좁혀 과자가 왜 중독을 일으키는지, 신체에 어떤 손상을 주는지, 어떻게 해야 중독에서 빠져나올 수 있는지를 파헤친다.

과자를 끊을 수 없는 사람에게 이 책이 크나큰 도움이 되었으면 하는 바람이다.

"끊을 수 없다, 멈출 수 없다"
당신도 혹시 과자 중독?

얼마 안 남았네?
슬슬 채울 때가 됐군!

오늘은
뭘 먹을까? ♥

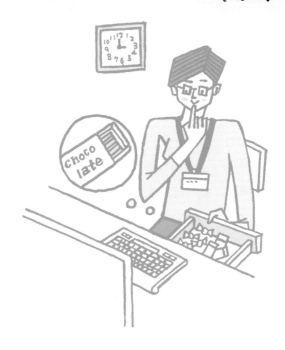

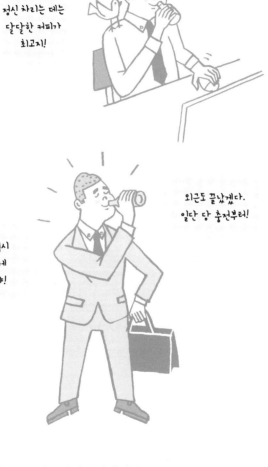

일하기 전에
정신 차리는 데는
달달한 커피가
최고지!

외근도 끝났겠다.
일단 당 충전부터!

피곤할 땐 역시
콜라만 한 게
없단 말이야!

건강을 위해
무설탕으로 골라야지!
무설탕 제품이니
안심하고
먹을 수 있겠다 ♥

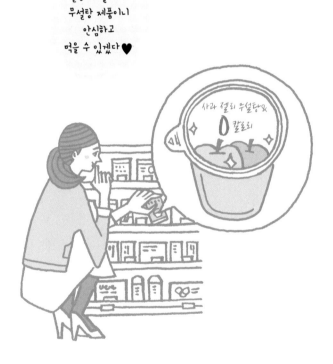

오늘 하루도
피곤했어!

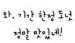
와, 기간 한정 도넛
정말 맛있네!

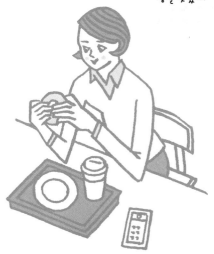

오늘 저녁도 편의점 음식...
나도 모르게
과자까지 사버렸네!

앗,
배가 나온 것
같은데!

Pota
to
Chips

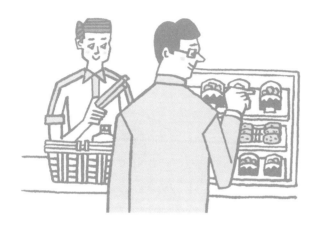

슬슬
출출한데

과자보다는
조리된 식품이
낫겠지?

주말에
디저트 뷔페 가서
실컷 먹어야지!

도대체 야근이
며칠 째냐고.
더는 못 참겠다!

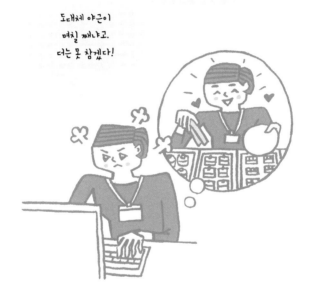

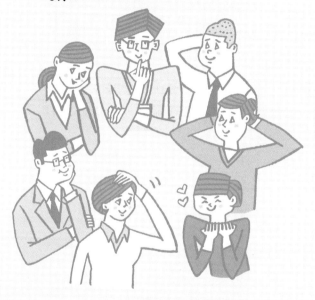

역시 과자는 끊을 수가 없어!

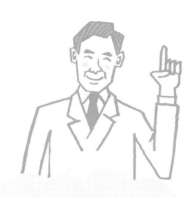

잠깐만요! 여러분이 과자를 끊을 수 없는 건
'과자 중독'에 빠졌기 때문입니다!

네에~~~!?

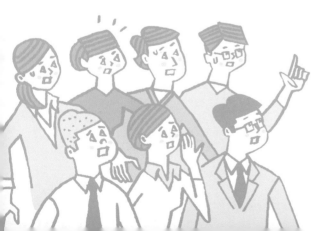

시라사와 선생님,
'과자 중독'이라니
대체 무슨 말씀이시죠?

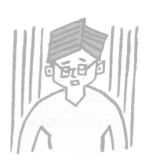

과자 중에는
코카인과 맞먹는
중독 물질이 든 것도 있어요!

과자를 먹지 않으면 짜증이 나거나
하루도 빠짐없이 먹고 있다면
이미 '과자 중독'에 빠졌을
가능성이 높습니다.

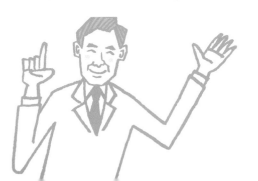

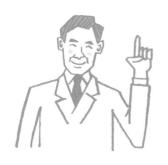

모든 과자가 다 나쁜 것은 아닙니다.
중독을 일으키는 것은
정제나 유전자 조작을 한 원료로 만든
초가공식품이지요.

[주변에서 흔히 볼 수 있는 초가공식품]

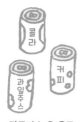

당도가 높은 음료

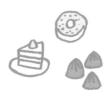

설탕이나 밀가루를 사용한
달콤한 과자

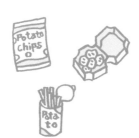

소금과 기름 범벅인 과자와 너깃

기분 전환 삼아 먹은 간식이
오히려 업무 효율을
떨어뜨리기도 한답니다.

과자를 계속 먹게 되면
몸에 이상이 생깁니다.
비만이나 성인병은 물론,
훗날 치매나 돌연사를 일으킬
위험도 있어요!

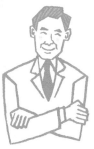

업무 효율 저하
일의 능률을 높이기 위해 먹은 과자. 중독에 빠지면 안 먹고는 견딜 수 없게 되고 쉽게 짜증이 난다. 결과적으로 업무의 효율을 떨어뜨린다.

비만
과자에는 살을 찌우는 당질과 지질이 가득 들어 있다. 계속 먹으면 체중이 서서히 불어난다.

성인병
과자를 너무 많이 먹으면 고혈압, 고혈당, 고지혈증과 같은 성인병을 초래하며, 나중에는 뇌졸중, 심근경색, 치매 등 심각한 질병에 걸릴 위험을 높인다.

✎ 과자 중독 셀프 체크리스트

- ☐ 과자를 먹는 시간이 더없이 행복하다
- ☐ 오후 3시쯤 되면 간식을 꼭 먹는다
- ☐ 커피에 늘 과자를 곁들여 먹는다
- ☐ 디저트 배가 따로 있다
- ☐ 나도 모르게 과자를 산다(늘 간식을 쟁여둔다)
- ☐ 거의 날마다 과자를 먹는다(습관처럼 먹는다)
- ☐ 과자를 먹는 양과 횟수가 차츰 늘어난다
- ☐ 짜증 날 때 과자에 손이 간다
- ☐ 과자를 안 먹으면 초조해진다
- ☐ 가끔 과자를 왕창 먹는다
- ☐ 과자를 끊으려고 다짐해도 얼마 못 간다
- ☐ 과자를 안 먹으면 일이 잘 안 된다

☐ 살을 빼고 싶은데 과자를 끊을 수가 없다

☐ 건강 검진에서 혈당 수치가 높다는 경고를 받았는데도 과자를
    끊을 수 없다

☐ 나중에 아플 수도 있다는 걸 아는데도 일단 과자를 먹고 싶다

위 체크리스트 중
하나라도 해당사항이 있다면
과자 중독에 빠졌을
위험이 있다!

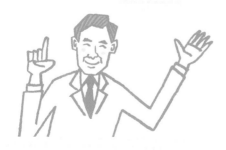

과자의 종류는 수없이 많지만 과자 중독에 이르게 하는 범인은 다음과 같은 7가지로 압축해볼 수 있다. 이 책에서는 과자에 어떤 범인이 숨어 있는지, 왜 중독을 일으키는지, 어떤 해악을 불러오는지에 대하여 알기 쉽게 설명한다.

범인 1 **백설탕** 달콤한 과자 ▶ 자세한 설명은 33쪽

범인 2 **과당** 달콤한 음료 ▶ 자세한 설명은 47쪽

범인 3 **인공 감미료** 무설탕 디저트와 음료 ▶ 자세한 설명은 61쪽

범인 4 **밀가루** 도넛, 케이크, 쿠키 ▶ 자세한 설명은 75쪽

범인 5 소금 감자칩 등 스낵류 ▶ 자세한 설명은 89쪽

범인 6 기름 스낵류, 감자튀김 ▶ 자세한 설명은 103쪽

범인 7 스트레스 과자를 먹고 싶게 만든다 ▶ 자세한 설명은 117쪽

과자 중독에서
벗어나는 방법은 뒤에서
자세히 설명합니다!

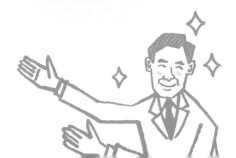

과자 중독의 범인

초가공식품이 당신의 건강을 해친다 ·28

과자 중독의 해결책

과자 중독에서 탈출하면 뭐가 좋을까

1

과자 중독의
범인

초가공식품이 당신의 건강을 해친다

정제된 재료로 만들어진 초가공식품

초가공식품이란 상온에서 장기간 보존할 수 있도록 설탕, 소금, 유지, 보존료 등을 첨가해서 고도로 가공한 음식을 두루 일컫는다. 편의점이나 마트에서 취급하는 식품들을 살펴보면, 육류나 생선, 과일이나 채소 코너에 있는 신선한 제품이 아니고서는 대부분 초가공식품이다.

대표적인 초가공식품으로는 케이크, 쿠키, 도넛, 머핀, 탄산음료, 빵, 컵라면, 미트볼, 치킨 너깃, 어묵 등이 있다. 모두 우리가 자주 접하는 음식들이다.

초가공식품은 값이 싸고 보존 기간이 길어서 편리하다는 장점이 있다. 일단 싸기 때문에 비용 부담이 적고, 비축해두면 부득이 장을 볼 수 없을 때 유용한 비상식량이 된다.

하지만 이런 장점만 보고 자주 찾게 되면 자칫 문제가 생길 수 있다. 사실 영미권 국가에서는 초가공식품이 초래하는 비만, 당뇨병, 심혈관 질환, 암 등 건강에 미치는 폐해에 주목하며 그릇된 식습관에 경종을 울리고 있다.

미국에서는 초가공식품이 대량 소비되고 있는데, 영국의 의학잡지《브리티시 메디컬 저널(British Medical Journal)》에 발표된 연구 논문에 따르면, 미국인이 섭취하는 칼로리의 절반 이상(58%)을 초가공식품이 차지하는 것으로 나타났다.

이 수치는 연구팀이 2009년부터 2010년까지 '미국 국민건강영양조사(NHANES)'를 통해 9,000명 이상의 식사 데이터를 분석한 결과여서 신빙성이 매우 높다.

초가공식품에 관한 조사 결과는 많지 않지만 우리나라에서도 초가공식품이 차지하는 비율이 나날이 늘고 있다.

그중에서도 내가 우려하는 것은 과자다. 자신도 모르는 사이 중독에 빠져버린 나머지 과자에서 손을 놓지 못하는 사람이 적지 않기 때문이다.

과자 중독은 자신도 모르게 다가온다

과거에 '끊을 수 없다, 멈출 수 없다'라는 카피로 유명한 광고가 있었다. 바로 그게 내가 걱정하는 바다.

시중에서 파는 과자 중에는 자신도 모르게 '계속 먹게 된다', '끊을 수 없다', '안 먹으면 짜증이 난다'와 같은 중독 상태를 일으키는 제품이 숱하게 많다.

중독 상태에 빠지면 머릿속으로는 '더 먹으면 살찌니까 그만 먹어야지', '혈당 수치가 올라가니까 먹으면 안 돼'라는 생각을 하면서도 참지 못하고 계속 먹게 된다. 과자를 끊지 못하면 '의지가 약해서'라고 치부하기 쉽지만, 이건 의지의 탓이 아니라 중독에 빠졌기 때문이다.

'스스로에 대한 보상 차원에서 먹는다, 단지 출출해서 먹는다, 기분 전환을 위해 먹는다' 이처럼 과자를 먹을 핑계는 얼마든지 많다. 또 입에 넣는 순간, 그 달콤함은 우리를 얼마나 행복하게 만드는가? 하지만 중독에 빠지게 되면 먹는 양이 점점 늘어나 비만, 성인병, 치매, 암 등을 초래할 위험을 높이게 된다.

중독성이 있는 것은 정제된 인공 식품

초가공식품 중에서도 특히 과자의 위험성에 주목하는 데는 이유가 있다. 과자에는 정제도가 높은 백설탕, 과당, 인공 감미료, 밀가루(글루텐), 소금, 기름 등 중독성을 일으키는 재료가 복합적으로 사용되기 때문이다.

케이크, 도넛, 과자, 빵에는 백설탕, 밀가루, 기름이 들어가고, 초콜릿에는 백설탕, 과당, 인공 감미료, 기름 등이 들어간다.

감자칩과 같은 스낵류에는 소금과 기름이 왕창 들어가고 출출할 때 가벼운 군것질거리 대신 집는 치킨 너깃은 기름으로 범벅되어 있다.

과자는 중독성이 있는 물질을 원료로 한 초가공식품이기 때문에 '끊을 수 없고 멈출 수 없는' 것이 당연하다. 이미 중독 상태에 빠져서 이런 현상을 빚게 되는 것이다.

과자 중독이 무서운 이유는 나도 모르는 사이 중독에 빠진다는 데 있다. 게다가 중독에 빠지면 벗어나지 못하고 계속 먹게 된다. 그런데 이러한 위험성을 깨닫고 있는 사람은 많지 않다.

건강에 신경을 쓰는 사람이라면 과자의 중독성에 대해 알고 있을 테지만, 사실 과자가 몸에 안 좋다는 건 알아도 그 위험성을 체감하기란 쉽지 않다.

알아차렸을 땐 이미 과자 중독 말기

중독 상태에 빠지면 과자에서 손을 놓지 못하게 된다.

과자를 늘 달고 사는 정도를 떠나서 먹지 않으면 불안하고 초조해지는 금단 증상이 생기는 사람도 적지 않다. 여기까지 왔다면 과자 중독 말기 상태다.

과자를 계속 먹으면 체중이 점점 불어나고 혈당, 혈압, 나쁜 콜레스테롤 수치가 오르며 머지않아 성인병에 걸릴 위험성이 매우 커진다.

이런 과자를 30~40년 동안 계속 먹는다면 치매나 암이라는 심각한 질병을 유발할지도 모른다.

그런 최악의 상황을 피하고 싶다면 지금 당장 과자 중독에서 탈출해야 한다.

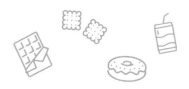

범인 1

백
설
탕

달콤한 과자에 들어 있는 백설탕
과자를 입에 넣었을 때 느끼는 행복감이 중독을 부른다.

백설탕이란 무엇인가

정제 설탕에는 비타민도 미네랄도 없다

설탕에는 여러 종류가 있다. 그중에서도 황설탕은 얼핏 백설탕보다는 몸에 좋다고 여기기 쉬운데 그렇지 않다. 인공적으로 만들어낸 제품도 있기 때문이다.

양질의 설탕을 따진다면 제조 공정 확인이 필수다.

감미료는 사탕수수, 사탕무, 비트 등을 원료로 한다. 설탕에서 단맛이 나는 이유는 포도당과 과당이 결합한 자당 때문이다.

가공되지 않은 설탕에는 원래 자당뿐만 아니라 아미노산과 미네랄이 함유되어 있다. 그런데 아미노산과 미네랄이 함유된 식품은 독특한 맛이 난다. 그래서 단맛을 더 강화하고, 독특한 맛을 없애기 위해 불순물을 제거한 것이 백설탕이다.

백설탕은 순도가 높아 감미료로 쓰기 적당하다고 알려져 있지만, 사실 제거해버린 불순물 속에는 아미노산과 미네랄 등의 영

대표적인 설탕의 종류

종류	특징
백설탕	• 정백당(일반 백설탕) • 그래뉴당 • 얼음설탕 • 각설탕 • 슈가파우더 • 쌍백당
	• 불순물을 제거한 정제도(순도)가 높은 설탕이다. • 주성분은 자당으로 아미노산과 미네랄이 거의 들어 있지 않다. • 혈당치를 급상승시킨다. • 설탕 중독을 일으키는 위험한 설탕이다.
황설탕	• 삼온당 • 중백당 • 자라메설탕(굵은 입자 설탕)
	• 삼온당은 백설탕과 거의 같은 공정으로 제조된다. 마지막에 일부를 캐러멜화하거나 캐러멜 색소로 색을 입힌다. • 중백당은 백설탕보다 정제도가 다소 낮고 황색을 띤다. • 자라메설탕은 백설탕에 캐러멜 색소로 색을 입혀 만든다. 백설탕과 마찬가지로 정제도가 높은 설탕이다.
천연설탕	• 사탕수수 • 흑설탕 • 첨채당(정제된 백설탕 제외) • 메이플시럽 • 와산본(사탕수수를 주원료로 한 일본의 전통 고급 설탕) • 코코넛슈가
	• 백설탕보다 정제도가 낮다. • 아미노산과 미네랄이 들어 있어 독특한 맛이 난다. • 백설탕보다 단맛이 덜하다.

양소가 들어 있다. 단맛을 강하게 하려고 고순도의 설탕 덩어리로 정제함으로써 영양소라고는 달랑 자당밖에 없는 속이 텅 빈 설탕을 만들어낸 셈이다.

혈당치를 급격히 올려 질병에 걸릴 위험을 높인다

여기서 한 가지 유념해야 할 사항이 있다. 바로 설탕을 심하게 정제한 결과, 혈당치 급상승이라는 건강의 적신호가 켜졌다는 것이다.

혈당치란 혈액 속에 있는 포도당(글루코스)의 농도를 말한다. 설탕의 주성분인 자당은 포도당과 과당이 결합한 이당류다. 정제도가 높은 설탕일수록 소화 흡수율이 높기 때문에 혈당치를 급격히 상승시킨다.

혈당치가 갑자기 확 오르면 비만, 당뇨병, 동맥경화, 치매, 암 등 다양한 질병에 노출될 위험이 높다. 달콤한 과자가 위험한 이유 중 하나도 바로 이 혈당치의 급상승 때문이다.

달콤한 과자는 백설탕 범벅이다

고급 과자는 별개로 하고, 시중에서 판매하는 대부분의 과자에는 백설탕이 들어 있다. 파티시에가 만드는 고급 디저트에도 그래뉴당이라는 백설탕이 사용된다.

신념이 강한 파티시에라면 원재료가 내는 단맛을 살리기 위해 백설탕을 거의 사용하지 않을지도 모른다. 하지만 이런 경우는 아주 드물다.

세상 모든 과자에는 대부분 백설탕이 들어 있다고 보면 된다. 만약 백설탕이 아닌 다른 원료를 썼다면 값도 훨씬 비싼 것은 물론 포장지에도 보란 듯이 써두지 않겠는가?

과자를 먹기 전에 원재료명을 한 번 확인해보자. 편의점이나 마트에서 쉽게 구할 수 있는 과자라면, 거기에 적힌 설탕은 '백설탕'이라고 봐도 무방할 것이다.

백설탕은 왜 과자 중독을 일으키는가

먹었을 때 느끼는 행복감에 중독된 사람

이제 백설탕에 대해 웬만큼 이해했으리라 믿는다.

그런데 '백설탕은 왜 과자 중독을 일으키는가'라는 의문은 아직 풀리지 않았을 것이다. 이에 대한 해답은 과자를 먹었을 때 '맛있다', '행복하다', '편안하다'라고 느끼는 행복감에 있다.

달콤한 과자를 먹고 행복감을 느끼는 것 자체로 보았을 땐 스트레스 해소와 기분 전환이라는 측면에서 나쁘다고 할 수 없을 것이다.

행복감을 느끼는 게 무엇이 문제겠는가? 하지만 진짜 문제는 그 행복감 때문에 과자를 먹는 양이나 횟수가 지나치게 늘어 후에는 중독으로 이어지기 쉽다는 것이다. 이는 어떤 일에서건 마찬가지겠지만 도를 넘으면 폐해가 따르는 법이다.

정제된 백설탕의 단맛은 천연 설탕에 비하면 아주 강렬하다.

백설탕이 천연 설탕보다 중독성이 높은 이유도 정제를 통해 단맛을 더 강화했기 때문이다.

쾌감을 낳는 뇌의 보상체계

행복감을 주는 중독은 뇌의 보상체계라는 메커니즘과 관련이 있다. 뇌의 보상체계란 우리가 맛있는 음식을 먹거나 좋아하는 일을 하거나 칭찬을 받았을 때 쾌락을 느끼게 하고 의욕이나 집중력을 높여 동기 부여를 향상하는 뇌의 시스템이다.

쾌락을 느끼면 뇌 속에 도파민이나 베타 엔도르핀과 같은 쾌감 호르몬이 분비된다. 달콤한 과자를 먹고 '맛있다'라고 느낄 때는 뇌 속에 베타 엔도르핀이 증가하고, '더 먹고 싶다'라는 생각이 들 때는 도파민이 증가한다.

사실 베타 엔도르핀은 '뇌 속 마약'이라 불릴 정도로 강력해서 대량으로 분비되면 정신 활동이나 감정을 마비시키는 작용을 한다. 베타 엔도르핀이 증가하면 도파민 억제가 제대로 되지 않아 식욕이 증가한다는 주장도 있다.

적당히 분비되면 아무런 문제가 없지만, 과도하게 분비되면 음식을 보거나 입에 넣었을 때 '더 먹고 싶다'라는 강한 섭취 욕구를 느끼게 된다.

이러한 메커니즘은 코카인과 같은 약물 중독에 빠지는 과정과 완벽히 일치한다.

과자 중독은 약물 중독만큼 강한 금단 증상이 나타나지 않기 때문에 상당수는 자신이 중독되었다는 사실을 눈치채지 못한다. 눈에 띄게 건강 이상이 나타나는 것도 아니어서 더더욱 그렇다. 하지만 아무런 자각 증상 없이 10년, 20년 중독 상태가 지속되면 매우 위험하다.

과자를 계속 먹으면 살이 찌고 혈당과 혈압이 오르면서 조금씩 몸이 망가지게 된다. 야금야금 건강을 해치기 때문에 우리가 이를 깨달았을 때는 이미 고혈압이나 당뇨병과 같은 성인병이 진행된 상태에 이르게 된다. 이를 예방하려면 본인이 과자 중독에 빠진 것은 아닌지 식습관을 한 번 되돌아볼 필요가 있다.

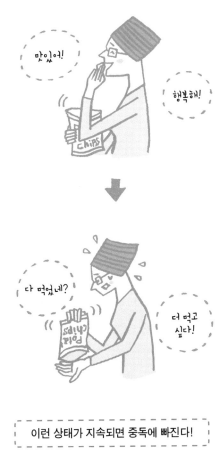

이런 상태가 지속되면 중독에 빠진다!

백설탕이 불러오는 해악

비만이 초래하는 '대사 이상 = 대사 증후군'

백설탕이 들어간 달콤한 과자를 계속 먹다 보면 대부분 체중이 증가한다. 간혹 아무리 먹어도 살이 안 찐다는 사람이 있는데 이는 특수한 체질이라서 그렇다. 보통 사람은 먹은 만큼 몸무게가 늘어나기 마련이다.

몸무게가 늘어 비만이 되면 혈압, 혈당, 중성지방, 콜레스테롤 같은 수치가 기준치를 벗어나게 된다. 20~30대는 몸의 메커니즘이 튼튼하기 때문에 수치가 갑자기 악화될 염려는 없다.

하지만 과자 중독에 빠진 채로 40대, 50대를 맞게 되면 이러한 수치들에 빨간불, 노란불이 들어오게 될 것이다.

이는 뚱뚱한 사람에게서 더욱 두드러지게 나타난다. 뚱뚱해지면 비만 세포에서 체내의 대사를 흐트러뜨리는 물질의 분비량을 늘리기 때문이다. 대사가 흐트러지면 혈압이나 혈당 등의 수치가 정상 수준으로 유지되지 못하고 대사 중후군을 유발하게 된다.

고혈당을 초래해 당뇨병을 일으킨다

달콤한 과자를 많이 먹으면 혈당 수치의 이상을 초래하기 때문에 큰 문제가 된다. 원래 인간의 유전자에는 배고픔과의 전쟁 값이 입력되어 있어서 오늘날과 같은 과식 상태를 신체의 기능이 따라가지 못한다.

혈당치에 대해 잠깐 살펴보자. 혈당치를 올리는 호르몬은 많다. 어쩌다 먹을 수 없는 상황에 처하게 되더라도 여러 호르몬이 혈당을 올리려 발 벗고 나서기 때문에 공복 상태여도 신체에 해가 되지 않는다. 공복은 오히려 체내 대사를 활발하게 하는 긍정적인 효과가 있다.

한편 혈당을 내리는 호르몬은 인슐린뿐이다. 다시 말해 단것을 많이 먹어 혈당이 확 오르면 이를 낮추기 위해 일할 수 있는 호르몬이 인슐린밖에 없다는 뜻이다. 먹는 양이나 횟수가 증가하면 인슐린이 과부하에 걸려 혈당이 높아진 채 내려가지 않게 된다. 이러한 상태가 바로 당뇨병이다.

당뇨병은 '아프다', '괴롭다'와 같은 자각 증상은 거의 없지만 장기간 혈당치가 높아진 상태로 있으면 혈관이 손상되어 심각한 합병증을 일으킬 수 있다.

실명하거나 손발이 썩어 절단해야 하거나 신장 기능이 저하되어 2~3일 간격으로 인공 투석을 받아야 하는 등 일상생활에 심각한 지장을 초래하게 된다.

치매 위험을 높인다

당뇨병이 아니더라도 혈당을 낮추기 위해 분비되는 인슐린에 의한 폐해는 심각하다. 인슐린은 혈당을 낮추는 한편 지방 세포에서 지방 합성을 촉진함과 동시에 지방 분해를 억제하고 세포 노화를 촉진하는 등 우리 몸을 병들게 한다.

더구나 인슐린 과잉 분비 상태가 지속되면 인슐린의 효능이 떨어지는 '인슐린 저항성'이 생겨 치매 위험을 높인다는 사실도 최근 들어 밝혀졌다.

요즘은 치매를 '뇌의 당뇨병'이라고도 부른다. 치매 환자의 뇌는 인슐린 저항성 때문에 신경 세포에 포도당 흡수 기능이 떨어져 밥을 먹어도 에너지 부족 상태에 빠지게 된다.

게다가 대량 분비된 인슐린을 분해하기 위해 효소가 사용되는데, 이 효소는 뇌에 쌓인 단백질(축적되면 치매를 일으킨다.)인 베타 아밀로이드를 분해하는 일도 한다. 그래서 달콤한 과자를 많이 먹어 인슐린이 과다 분비되면, 베타 아밀로이드를 분해해야 하는 효소가 인슐린 분해에 사용되는 까닭에 양이 부족해진다. 치매의 발병 요인으로 '당독(당질 과다 섭취에 의한 폐해)'을 꼽는 연구자도 있을 정도로 뇌의 노화와 혈당치는 깊은 관계가 있다.

과자를 먹을 때마다 훗날 치매에 걸릴지도 모른다는 사실을 깨닫게 된다면, 과자를 먹는 양과 횟수가 자연스럽게 줄어들지 않을까?

만약 이런 무시무시한 사실을 깨닫고도 '여전히 과자를 끊을 수 없다'라는 생각이 든다면, 당신은 이미 과자 중독에 빠진 것이다.

과자 자체가 나쁜 것은 아니다

《과자 중독에서 벗어나는 방법》이라는 책의 제목만 봐서는 꼭 모든 과자가 나쁜 것처럼 느껴지는데 그렇지는 않다.

이 책에서 자주 언급하고 있는 '초가공식품'처럼 중독성이 높은 과자를 계속해서 먹었을 때 문제가 생기는 것이지 과자 자체가 나쁜 것은 아니기 때문이다.

그렇다면 애당초 과자란 무엇이었을까? 어떤 사전에는 '과자'의 뜻을 '끼니 외에 먹는 기호 식품. 과거에는 과일이 주를 이루었으나, 현재는 쌀가루나 밀가루, 떡 등에 설탕, 팥소 따위를 넣어 여러 모양으로 만든 음식으로 크게 화과자와 양과자로 나뉜다. 참고로 과일은 물과자고도 한다.'라고 풀이하고 있다.

여기서 센베이(전병)나 만주 같은 화과자가 떠오를 것이다. 그런데 알고 보면 과일도 과자에 속한다. 과거 일본에서는 '과자'라고 쓰고 '과일'이라고 읽었다고 전해진다. 그 당시 즐겨 먹던 과자는 감, 밤과 같은 자연에서 얻은 과일이었다.

이 책에서 위험성을 지적하고자 하는 것은 가공이 많이 된 인위적인 과자다. 장인이 정성껏 만든 화과자나 디저트, 가정에서 손수 만든 과자라면 문제될 것이 없다. 다만 무엇이든 너무 많이 먹는 것은 금물이다.

범인 2

과당

과당은 과일이나 꿀에 들어 있는 단당류
과당도 정제도가 높아지면 위험한 당질이 된다.

과당이란 무엇인가

과일이나 꿀에도 들어 있다

과당(프럭토스)는 과일이나 꿀 등에 들어 있는 단당류다. 포도당과 결합하면 백설탕의 주성분인 자당이 된다. 천연 설탕 중에서도 가장 단맛이 강한 과당은 감칠맛이 깊고 차갑게 하면 그 맛이 더욱 강해진다.

과당은 포도당에 비해 혈당치를 높이는 작용이 약해서 건강한 당질, 먹어도 살이 찌지 않는다는 이미지가 있다. 하지만 중성지방 수치를 높인다는 보고도 있어 과도한 섭취는 심장질환의 유발 위험을 높일 우려도 있다. 그래도 기본적으로 자연에서 유래한 식품에는 금단 증상을 초래할 만한 강렬한 작용은 없다고 생각한다.

알기 쉬운 예를 들어보자. 코카인은 원료인 코카잎을 정제해 농도를 높인 물질이다. 코카인 섭취는 강렬한 중독 상태를 초래해 심각한 금단 증상을 일으킨다. 반면 남미에서는 코카잎을 차로 마시거나 생으로 씹지만 중독에 빠지지 않는다.

정제하여 농도를 높인 것이 문제지 코카잎 자체가 나쁜 것은 아니기 때문이다. 과당도 이와 마찬가지로 정제를 통해 과당포도당액당이라고 하는 위험한 당질로 변화한다.

백설탕 못지않은 중독성

과당포도당액당은 식품첨가물 중 하나로 옥수수, 감자, 고구마 등의 전분에 효소를 작용시켜 만든다.

전분에 효소를 넣고 가열하여 포도당(액체)을 만들고, 거기다 효소를 추가해 과당으로 만든다. 포도당에서 과당으로 변화한다고 해서 이성화당이라고도 하는데 함유된 포도당과 과당의 비율에 따라 명칭이 다르다.

정제하여 단맛을 강화하기 때문에 입에 넣으면 백설탕보다 더욱 달게 느껴진다. 달면 달수록 의존성이 높아지므로 백설탕보다 중독에 빠지기 쉽다고도 말할 수 있다.

심지어 포도당과 과당은 각각 단당류이기 때문에 혈당을 치솟게 한다. 고혈당이 초래하는 건강의 폐해도 상당하다.

가공식품은 과당의 대행진

이성화당은 차갑게 하면 단맛이 더 강해지므로 탄산음료, 과일

행복감이 중독을 일으킨다

포도당과당액당

과당 함유량이
50% 미만인 것

과당포도당액당

과당 함유량이
50% 이상 90% 미만인 것

고과당액당

과당 함유율(당 속 과당의 비율)이
90% 이상인 것

설탕 혼합 이성화액당

위의 당에 설탕 10% 이상인 것
(포도당과당액당에 더한 경우에는 설탕
혼합 포도당과당액당)

이러한 성분이 들어 있는 과자는 각별히 주의!

주스, 스포츠음료, 무알코올 맥주 같은 음료나 아이스크림, 젤리, 푸딩, 요구르트 같은 차가운 과자류에 사용된다. 이외에도 드레싱, 불고기 양념, 케첩 등의 조미료나 빵에도 들어 있다.

달콤한 음료나 과자를 구입할 때 포장에 적힌 원재료명을 확인하도록 하자. 원재료명에 이성화당이 표기되어 있다면 다른 제품으로 고를 것을 권한다. 과자 중독을 예방하기 위함이기도 하지만, 이성화당은 몸에 심각한 손상을 주기 때문이다.

과당은 왜 과자 중독을 일으키는가

포만감을 느끼지 못하게 한다

사실 포도당과 과당을 섭취한 후 느끼는 포만감은 각기 다르다. 포도당을 섭취하면 혈당치가 오르기 때문에 인슐린이 분비되고 식욕을 억제하는 호르몬(렙틴)이 증가하여 식욕을 자극하는 호르몬의 분비를 억제한다. 혈당치가 상승하면서 식욕이 가라앉고 포만감을 느끼는 것이다.

한편 과당을 섭취하면 간으로 운반되어 대사 작용이 일어나므로 혈당치가 오르지 않는다. 인슐린 반응을 자극하지 않기 때문에 렙틴에 의한 식욕 억제 반응이 포도당만큼 일어나지 않는 것이다. 달달한 청량음료를 마셨을 때 포만감이 들지 않는 것도 이러한 이유에서다.

실험에서 쥐의 뇌에 과당을 주입하면 음식을 찾아다니고 포도당을 주입하면 음식물 섭취가 줄어든다는 사실이 증명되었다.

사람을 대상으로 한 실험에서도 마찬가지다. 포도당을 섭취했을 때는 식욕이 감소했지만, 과당을 섭취했을 때는 그런 반응이 일어나지 않았다는 보고가 있다.

과당은 먹어도 포만감이 느껴지지 않고 공복감도 줄지 않기 때문에 '더 먹고 싶다'라는 욕구로 이어져 중독에 빠질 위험성이 매우 높다.

비만이 되면 식욕이 멈추지 않는다

더불어 과당은 비만으로 인한 식욕 이상도 일으키기 쉽다.

최근에는 이성화당을 비만, 고혈압, 당뇨병의 요인으로 지적하는 연구자가 늘고 있다. 과당포도당액당을 함유한 청량음료를 하루에 한 번이라도 마시는 사람은 그렇지 않은 사람보다 살이 찌기 쉽다(비만이 되기 쉽다)는 사실도 여러 연구 논문을 통해 밝혀졌다. 앞서 말했듯이 과당은 포만감을 느끼기 어렵다는 특징이 있어서 과잉 섭취하는 경우가 많아 비만으로 이어지기 쉽다.

게다가 과당 자체는 인슐린 반응을 자극하지 않지만, 비만은 인슐린 과잉 분비를 야기한다. 그러면 인슐린이 분비되어도 그 효력이 떨어져 고혈당 상태가 지속되는 '인슐린 저항성'에 빠져버린다.

인슐린 저항성은 식욕을 억제하는 렙틴의 효력도 떨어뜨린다. 렙틴은 지방 세포에서 분비되는데 비만인 경우 작용 효력이 떨

⋮ 비만이 되면⋯

지방 세포에서 렙틴 방출

장기간 이 상태가 지속되면

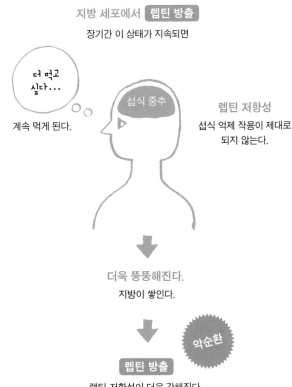

더 먹고
싶다...

섭식 중추

계속 먹게 된다.

렙틴 저항성

섭식 억제 작용이 제대로
되지 않는다.

더욱 뚱뚱해진다.

지방이 쌓인다.

악순환

렙틴 방출

렙틴 저항성이 더욱 강해진다.

어져 '렙틴 저항성'이 발생한다. 물론 렙틴의 효력이 떨어지면 식욕을 억제할 수 없어 계속 먹고 싶은 욕구가 생긴다. 중독 상태에 빠진 것이다.

즉 비만인 사람은 포만감을 느끼기 어려운 '인슐린 저항성'과 식욕을 억제하기 어려운 '렙틴 저항성'에 빠지게 된다.

알기 쉽게 말하면 과당 섭취는 뇌의 식욕 중추를 교란시켜 만족감을 느끼지 못하게 함으로써 음식을 더더욱 먹어 치우게끔 만든다. 식욕이 폭주하는 바람에 몸에 지방이 붙어 체중이 한층 더 불어난다.

이처럼 비만은 식욕 이상을 부르고, 그것이 또 새로운 지방의 축적을 불러와 식욕을 부채질하여 끊임없이 먹게 만든다. 비만이 비만을 부르는 악순환에 빠지게 되는 것이다.

과당이 불러오는 해악

이성화당의 원료는 유전자 변형 옥수수

이성화당 원료의 대부분을 차지하는 것은 미국 등지에서 수입한 유전자 변형 옥수수다. 유전자 변형 작물에 대한 안전성은 아직 확실히 검증되지 않았다. 안심해도 된다는 연구자가 있는가 하면 심각한 손상을 초래한다고 주장하는 연구자도 있다. 안전성에 대한 논의는 현재까지도 계속 이어진다.

일반적으로 허가된 것 외에는 유전자 변형 작물을 재배할 수 없으며 수입도 제한된다. 또한 원료로 사용하는 경우에는 그것을 표기하도록 의무화하고 있다.

두부 포장지에 '유전자 변형 콩은 사용하지 않습니다'와 같은 문구를 눈에 띄게 표기하는 것도 그만큼 유전자 변형 작물에 민감한 소비자가 많아서다.

그런데 실상은 유전자 변형 작물이 버젓이 수입되고 있으며,

그중에는 이성화당의 원료인 옥수수가 대부분을 차지하고 있다는 사실을 알아야 한다.

여기서 주의해야 할 점이 있다. 청량음료나 과자 포장에 적힌 과당포도당액당은 원재료명에 표기되지만, 그 원료가 유전자 변형 옥수수인지까지는 표기되지 않는다는 것이다. 가공 과정에서 분해되는 경우는 '유전자 변형'이라고 표시할 의무가 없기 때문이다.

유전자 변형 작물에 주의를 기울이고 있더라도 이성화당이 들어간 달콤한 과자를 먹고 있다면 유전자 변형 작물을 자신도 모르게 먹고 있을 가능성이 크다.

유전자 변형 작물의 위험성을 지적하는 연구 논문은 여럿 있다. 하지만 유전자 변형 작물을 활용하고 싶은 기업이나 정부 측에서는 안전하다고 선전한다. 그러나 그 안전성의 근거는 유전자 변형 작물을 세상에 내보낸 기업에서 자체적으로 실시한 실험 데이터이기 때문에 편견에 치우쳤을 우려가 있다.

안전성이 확인되지 않은 음식은 입에 대지 않는 편이 좋지 않을까?

노화 물질이 생성되어 동맥경화가 진행되기 쉽다

과당은 노화를 촉진하는 AGEs(최종당화산물)를 생성하고 동맥경화를 초래하기 쉬워 뇌졸중, 심근경색, 신경 장애, 신장병, 백내

장과 같은 질병에 걸릴 위험을 높인다. 이러한 질병은 모두 동맥경화와 관련이 깊다.

AGEs는 몸속에서 당과 단백질이 결합했을 때 생기는 물질로이 반응을 당화(마이야르 반응)라고 한다.

최근 연구에서 과당은 포도당보다 당화가 7~10배 빠르게 일어난다는 결과가 나왔다. 당화 반응이 일어나면 모든 세포의 노화가 촉진된다. AGEs는 혈관, 피부, 내장, 신경 등 모든 장기와 기관에서 만들어지기 때문에 전신에 노화가 일어난다. 참고로 혈관이 노화되고 딱딱하게 굳어지면서 혈관 내강이 좁아진 상태를 동맥경화라고 한다.

다시 말해 AGEs는 체내의 노화를 촉진해 질병에 걸릴 위험성을 높이는 물질이다. 체내에서 생성되는 양이 적을수록 좋기 때문에 합성을 촉진하는 과당은 될 수 있는 한 피해야 한다.

그 밖에도 '영향을 받기 쉬운 환경하에서'라는 조건이 붙긴 하지만 과당 섭취가 발암을 가속화한다는 연구 보고도 있다.

기억력을 저하시킨다

당질 섭취는 치매에 걸릴 위험을 높이는데 그중에서도 과당은 신경 세포에 직접 작용하여 기억력을 저하시킨다고 알려져 있다. 캘리포니아대학교 로스앤젤레스 캠퍼스의 페르난도 고메즈 피닐라(Fernando Gomez-Pinilla) 박사 연구팀은 다음과 같은 실험을 했다. 하루 1리터의 탄산음료를 섭취하는 상황에 상응하는 과당 용액을 쥐에게 6주간 먹인 다음 기억력 테스트를 통해 신경 세포를 조사하였다.

실험 결과, 과당을 섭취한 쥐는 기억력이 저하되어 미로를 통과하는 데 전보다 2배 이상의 시간이 소요되었다. 게다가 시상하부에서는 700개 이상, 해마에서는 200개 이상의 유전자가 비정상적인 패턴을 보였다.

뇌를 위해서라도 과당 섭취는 피해야 하지 않을까?

1970년대부터 급증하기 시작한 가공식품

일본에 갓파에비센(한국의 새우깡과 비슷)이나 마블 초콜릿 같은 과자가 등장한 것은 1960년대의 일이다. 1970년대에 들어서자 카라멜콘, 기노코노야마(한국의 초코송이와 비슷), 하이츄, 돈가리콘(한국의 꼬깔콘과 비슷), 우마이봉 등 과자 종류가 많아졌다. 초가공식품은 고도성장기 특히 1970년을 기점으로 급증하지 않았을까 싶다.

1970년대에는 일본의 식생활이 크게 바뀌었다. 1970년은 오사카 만국박람회가 열린 해로, 국제적 색채가 짙은 세계 각국의 레스토랑이 들어와 눈길을 끌었다. 그 영향으로 같은 시기에 KFC와 맥도날드, 스카이락 등 패스트푸드점과 패밀리 레스토랑이 일본에 처음 입점했다. 또한 다이에, 훼미리마트, 세븐일레븐 같은 슈퍼와 편의점도 탄생했다.

당시에는 소득이 점차 증가하면서 편리한 식사를 추구했기에 외식을 하거나 레토르트 식품을 이용하는 사람이 많았다. 이른바 대량생산, 대량소비의 시대에 접어든 것이다.

생산량을 늘리기 위해 제조 회사의 부단한 연구 끝에 초가공식품이 급증했다. 초가공식품은 먹거리라기보다 식품 제조 회사의 배를 불리는 상품이다. 고도로 가공된 부자연스러운 음식이 이익과 편의를 추구한 결과에 불과하다는 느낌을 떨칠 수가 없다.

인공 감미료

무설탕에 숨어 있는 위험
제로 칼로리나 무설탕이라고 해서 중독성이 없는 것은 아니다.

인공 감미료란 무엇인가

말 그대로 인공적으로 만들어진 감미료

인공 감미료는 설탕을 대체하는 인공적으로 만들어진 당이다. 혈당 수치를 올리지 않는다고 하여 주로 당질 제로, 무설탕이라고 외치는 과자류에 사용되는데, 최근 들어 그 위험성이 수면 위로 드러났다.

인공 감미료에는 여러 종류가 있는데 그중에서도 내가 가장 위험하다고 여기는 것은 아스파르템이다. 아스파르템은 아미노산계 인공 감미료로 설탕보다 100~200배의 단맛이 난다. 생리학적인 칼로리가 적어 다이어트 음료나 무설탕 제품, 껌 등의 식음료에 사용되고 있다.

아스파르템은 세계 보급률이 가장 높은 인공 감미료이며 120개국에서 인정받고 있다. 미국의 의약품 제조업체가 위산 분비를 촉진하는 가스트린이란 호르몬의 합성 연구를 하다가 강한

대표적인 설탕의 종류

종류	특징
아스파르템	설탕보다 단맛이 100~200배 강하다. 아미노산계로 우리나라에서는 식품첨가물로 지정되어 있다.
아세설팜칼륨(K)	설탕보다 단맛이 약 200배 강하다. 충치를 거의 유발하지 않고 다른 감미료와 함께 사용하면 단맛이 강해진다. 우리나라에서는 식품첨가물로 지정되어 있다.
수크랄로스	설탕보다 단맛이 약 600배 강하다. 칼로리가 없고 혈당치를 올리지 않으며 충치를 유발하지 않는다. 우리나라에서는 식품첨가물로 지정되어 있다.
사카린	설탕보다 단맛이 200~750배 강하다. 물에 잘 녹지 않기 때문에 가공을 통해 사카린나트륨(사카린산 나트륨)으로 이용된다.
네오탐	설탕보다 단맛이 7,000~13,000배 강하다. 아미노산계로 우리나라에서는 식품첨가물로 허용되었다.
둘친	전에는 인공 감미료로 사용되었으나 중독사고, 발암성, 간 기능 장애 등이 지적되어 사용이 금지되었다.
치클로	사이클라민산 나트륨(사이클로헥실술파민산 나트륨)의 통칭. 전에는 인공 감미료로 사용되었으나 발암성과 최기형성(태아에 기형을 유발하는 성질)이 지적되어 사용이 금지되었다.

단맛의 물질을 발견한 것이 시초였다.

　우리나라에서는 1984년 일본에 이어 세계에서 세 번째로 개발에 성공해, 1985년부터 시판되고 있다. 일본의 경우 천연 상태로 존재하지 않는 첨가물로 분류되어 아스파르템을 사용한 식품에는 'L-페닐알라닌 화합물을 함유하고 있다'는 내용을 표시할 의무가 있다.

위험성을 수반한 부자연스러운 단맛

인공 감미료는 백설탕보다 수백, 수천 배 정도 단맛이 강하다. 심지어 최근에는 10,000배 이상이라는 비정상적인 단맛을 가진 인공 감미료가 개발되고 있다.

　미량만 사용해도 충분하기 때문에 비용 절감 효과가 있으며 최근 유행하는 당질 제한에도 한몫하고 있다. 식품을 제조하는 기업의 관점에서 보면 장점투성이 재료인 것이다. 하지만 소비자에게는 과연 어떤 영향을 미칠까?

　다시 말하지만 정제도가 높은 재료는 인체에 해롭다. 인공 감미료는 중독성도 큰 문제지만 그 자체가 몸에 악영향을 끼친다는 지적이 나오고 있다. 나는 부자연스러운 음식에는 늘 위험이 따라붙는다고 생각한다.

　초기에 개발된 인공 감미료인 둘친과 치클로는 중독성, 발암성, 간 기능장애, 태아 기형 등 심각한 문제가 발견되며 현재는 사용이 금지되고 있다.

현재 허가된 인공 감미료 중에도 이러한 위험성이 숨어 있을 지는 아무도 모른다.

무설탕 과자는 특히 주의

체중이나 혈당 수치에 주의를 기울이는 사람 가운데 '0칼로리', '무설탕', '설탕 무첨가' 제품은 괜찮다고 생각하는 사람이 있다.

이런 제품에 사용되는 감미료는 칼로리가 없어서 살이 찌지 않고 혈당 수치도 올리지 않는다고 알려져 있지만, 사실 인공 감미료가 '비만을 유발하고 혈당 수치를 올리다'는 연구 보고는 숱하게 많다.

최근 인공 감미료에 대한 불안이 증폭되고 있지만 여전히 많은 사람이 과자에서 손을 놓지 못하고 있다. 이미 심한 중독 상태에 빠진 건 아닐까 심히 걱정된다.

인공 감미료는 왜 과자 중독을 일으키는가

인슐린과 렙틴의 방출을 촉진한다

아스파르템의 주성분은 페닐알라닌과 아스파라긴산이라는 두 가지 아미노산이다. 페닐알라닌은 음식으로 섭취해야 하는 필수 아미노산 중 하나이며, 아스파라긴산은 성장을 촉진하는 아미노산으로 아스파라거스의 싹에 들어 있다.

두 가지 모두 우리가 평소 섭취하는 영양소로 그 자체에는 아무런 문제가 없다. 하지만 역시 정제된 식품은 자신도 모르게 과잉 섭취하게 되기 때문에 폐해가 따라붙는다.

사실 페닐알라닌과 아스파라긴산은 인슐린과 렙틴의 분비를 촉진하는 작용을 하는 것으로 알려져 있다.

앞에서 과당에 대해 설명하면서 언급하기도 했지만, 인슐린은 혈당을 낮추는 호르몬이고 렙틴은 식욕을 억제하는 호르몬이다. 그래서 이런 호르몬의 분비량이 많아지면 혈당 수치를 낮추고 식욕을 억제해주니까 좋을 것 같지만 그렇지 않다. 과잉 분비되면 작용의 효력이 떨어지는 저항성이 생기기 때문이다.

인슐린 저항 상태가 되면 혈당을 낮추기 어려워 고혈당 상태가 지속되고, 렙틴 저항 상태가 되면 식욕 억제가 어려워 계속해서 먹게 된다.

같은 양을 먹어도 점차 만족할 수 없게 된다

페닐알라닌에는 천연 화합물인 L-페닐알라닌과 화학 합성을 통해 인공적으로 만들어진 D-페닐알라닌이 있다. 이 중 식품에 첨가되는 것은 대부분 L-페닐알라닌이다.

L-페닐알라닌은 체내에서 L-타이로신으로 변환된 후 도파민, 노르아드레날린, 아드레날린 같은 호르몬을 만드는 원료가 된다. 도파민은 기분이 좋을 때 분비되는 보상체계 호르몬으로 중독성과 관계가 깊다.

호르몬도 인슐린이나 렙틴과 같다. 적당히 분비되면 문제없지만, 과잉 분비되면 서서히 기능이 떨어진다.

과자 중독으로 말하자면 같은 양의 과자를 먹어도 성에 차지 않아 먹는 양이나 횟수가 자꾸만 늘어나게 된다.

도파민과 아드레날린은 모두 우리가 살아가는 데 있어 꼭 필요한 호르몬이지만 과다 분비되면 폐해가 따른다.

정제도가 높은 물질을 섭취하면 호르몬 과다 분비 같은 심각한 문제가 발생한다.

인공 감미료를 대사하지 못하는 사람도 있다

인공 감미료인 아스파르템의 주성분 중 하나인 페닐알라닌을 섭취할 때는 조심해야 할 점이 또 있다. 페닐알라닌을 체내에서 대사하지 못하는 사람도 있기 때문이다.

바로 페닐케톤뇨증이라고 하는 질환 때문인데 약 8만 명 중 1명꼴로 발생한다고 알려져 있다. 이 질환은 페닐알라닌을 타이로신으로 변환시키는 효소의 작용이 선천적으로 약해 페닐알라닌이 몸속에 들어오면 대사를 하지 못하고 그대로 체내에 축적되는 것이다.

페닐알라닌이 축적되면 정신 발달에 장애를 일으키고 머리카락이나 피부색이 옅어지게 하는데, 페닐케톤뇨증은 보통 생후 며칠 후 신생아 선별 검사(신생아가 선천적인 병을 가지고 있지 않은지를 조사하는 검사)를 통해서 증상이 나타나기 전에 진단이 가능하다.

이 질환을 앓고 있는 환자가 페닐알라닌이 함유된 아스파르템을 섭취하면 위험하므로, 아스파르템을 사용한 제품에는 '아스파르템 L-페닐알라닌 화합물'이 표기되어 있다.

물론 체내에서 페닐알라닌을 대사할 수 있는 사람이라도 미심쩍은 제품은 역시 먹지 않는 편이 좋다. 정부나 기업은 미량을 섭취하는 정도로는 안전하다고 주장한다. 하지만 과거에 허용되었던 인공 감미료 중에 허가가 취소된 감미료가 있었다는 사실을 고려하면 그와 같은 일이 번복되지 않으리라는 보장은 어디에도 없다.

위험성이 있는 제품은 스스로 조사해서 판단해야 한다. 그리고 가급적 먹지 않아야 한다.

자기 몸은 스스로 지켜야 한다는 점을 명심하자.

인공 감미료가 불러오는 해악

제로 칼로리는 살이 찌지 않는다

정부나 기업은 인공 감미료를 섭취해도 '혈당 수치가 오르지 않는다', '살이 찌지 않는다'라고 단언한다. 그런데 인공 감미료를 섭취하면 살이 찌는 것은 물론 당뇨병에도 걸릴 위험이 있다는 연구 보고가 여럿 있다. 그러니 인공 감미료가 다이어트나 혈당 개선에 도움을 준다는 말에 쉽게 현혹되어 함부로 섭취해서는 안 된다.

케임브리지대학교의 이마무라 후미아키 박사 연구팀은 현재까지 보고된 가당 음료, 인공 감미료 음료, 과일주스의 섭취와 당뇨병 발병에 대한 17건의 관찰 연구 결과를 포괄적으로 정리한 리뷰 논문을 발표했다.

17건의 연구는 총 3만 8,253명을 평균 3.4~21년간 추적 조사하는 방식으로 이루어졌다.

이러한 연구 데이터를 통합하고 기타 비만의 원인을 고려하여 해석한 결과, 음료를 마시지 않은 사람보다 당뇨병 발병 위험성이 가당 음료를 섭취한 그룹에서 13%, 인공 감미료를 섭취한 그룹에서 8%, 과일 음료를 섭취한 그룹에서 7% 높았다.

다이어트나 당질 제한을 위해 인공 감미료가 들어간 음료나 과자를 추천하는 연구자도 있지만 이는 바람직하지 않다고 생각한다. 음료를 끊고 녹차나 블랙커피를 마시는 편이 건강에 훨씬 이롭다.

장내 환경에 악영향을 주어 비만과 당뇨병의 위험을 높인다

이스라엘 바이츠만 연구소의 에란 엘리나브(Eran Elinav) 박사 연구팀은 실험을 통해 사카린, 아스파르템, 수크랄로스 같은 인공 감미료의 경우 칼로리는 없어도 내당능 장애(당뇨병으로 진단될 정도는 아니지만 혈당치가 정상보다 높으며, 공복 시에는 정상이지만 식후에 고혈당 상태에 빠지기 쉬운 상태)를 일으키기 쉽다는 사실을 증명했다.

연구팀은 '왜 설탕을 인공 감미료로 대체해도 체중이 줄지 않는가? 혹시 '인공 감미료 대부분이 위에서 흡수되지 않고 바로 장으로 전달되어 장내 세균에 영향을 미치는 것은 아닌가?'라는 가설을 세우고 장기간 연구했다.

우선 실험에서 항생제로 장내 세균을 제거한 쥐에게 인공 감미료를 주입했을 때는 내당능 장애가 일어나지 않는 것으로 나타났다.

다음으로 이 장내 세균이 제거된 쥐에게 인공 감미료를 주입한 다른 쥐의 장내 세균을 이식하자 앞선 실험과는 달리 쥐가 내당능 장애를 일으켰다.

이 실험을 통해 인공 감미료와 장내 세균, 내당능 장애 간의 관계성에 주목한 연구팀은, 다시 쥐의 장내 환경을 조사하여 인공 감미료를 주입한 쥐의 장내 세균이 비만이나 당뇨병을 일으키기 쉬운 요소로 변화했음을 밝혀냈다.

이후 연구팀은 사람에게도 같은 현상이 일어나는지 알아보기 위해 건강한 남녀 7명을 대상으로 인공 감미료 일일 최대 허용치를 5일간 계속 섭취하게 했다. 그러자 7명 중 4명에게서 내당능이 현저히 저하되었으며 장내 세균의 구성에도 큰 변화가 생긴 것으로 나타났다.

이 일련의 실험을 통해 인공 감미료가 체중 감량에 도움이 되기는커녕 오히려 비만과 혈당 상승에 일조하고 있을 가능성이 있다는 사실이 낱낱이 드러난 것이다.

아스파르템과 지방의 동시 섭취는 위험!

매사추세츠 종합병원의 리처드 호딘(Richard Hodin) 박사 연구팀은 아스파르템이 분해될 때 생기는 페닐알라닌이 소장에 있는 알칼리 인산 가수분해효소의 작용을 저해한다는 점에 주목했다.

알칼리 인산 가수분해효소에는 대사 증후군을 예방하는 효과가 있는데, 아스파르템이 그 작용을 저해하여 대사 증후군을 악화시키는 메커니즘을 설명하고자 한 것이다.

연구팀은 쥐를 다음과 같은 4개의 그룹으로 나누어 18주 동안 섭취하도록 했다.

① 일반식+물
② 일반식+아스파르템
③ 고지방식+물
④ 고지방식+아스파르템

실험 결과 일반식을 섭취한 ①과 ②의 쥐는 체중에 변화가 없었으나, 고지방식을 섭취한 그룹은 체중이 증가했다.

아스파르템을 섭취한 ②와 ④ 그룹은 모두 혈당이 올라가고 내당능 장애를 보였다. 이처럼 인공 감미료는 당뇨병에 걸릴 위험을 높이는 매우 위험한 물질인 것이다.

소리 소문도 없이 다가오는 마일드 드러그의 공포

마일드 드러그는 무심코 입에 댔다가 자신도 모르는 사이에 중독에 빠지게 된다. 대표적인 마약인 코카인이나 헤로인, 각성제 등은 강한 중독성으로 인체에 심각한 해를 끼치는 '하드 드러그(Hard Drug)'다. 이러한 물질의 제조와 소지, 사용은 엄격히 금지되고 있다.

하드 드러그보다 중독성이 낮은 매직 머시룸이나 마리화나 등은 '소프트 드러그(Soft Drug)라고 불린다. 이러한 마약의 중독성이나 위험성을 인식하는 사람은 많을 것이다. 하지만 마일드 드러그에 관해서는 아직 그 정도까지 심각하게 받아들이지 않는다. 그래서 더욱 위험하다.

마일드 드러그 중에서도 중독성이 높은 것은 니코틴(담배)과 알코올이다. 이 두 가지는 '의존증'을 초래하기 때문에, 진단기준에 충족되면 병원에서 치료를 받을 수 있다. 다시 말해 병의 일환인 것이다.

한편 식품에 들어 있는 마일드 드러그는 니코틴이나 알코올만큼 중독성이 강하지는 않지만 '중독성이 있다'고 인식하는 사람이 적기 때문에, 먹고 싶다고 해서 마음껏 먹다가는 자신도 모르는 사이에 중독에 빠지게 될 위험이 있다. 마일드 드러그는 소리 소문도 없이 조용히 다가온다. 그래서 무서운 것이다.

범인 4

밀가루

마약처럼 중독되는 밀가루
도넛이나 달콤한 빵에서 손을 놓지 못하는 이유는 중독 때문이다.

밀이란 무엇인가

현대의 밀은 원래의 밀과는 완전히 다른 것

미국이나 유럽에서는 건강을 위해 '글루텐 프리(글루텐이 들어 있는 밀을 먹지 않는 생활)'를 의식하고 실천하는 사람이 적지 않다. 우리 사회에서도 글루텐 프리에 대한 인식이 점차 퍼져나가고 있다.

글루텐 프리는 프로 테니스 선수 노박 조코비치와 할리우드 유명 인사들이 글루텐 프리를 실천하면서 얻은 효과를 체험담으로 내놓으면서 화제가 되었다. 나도 글루텐 프리를 다룬 책의 감수를 맡은 적이 있다.

그동안 건강한 먹거리로 여겨져 온 통밀이 내장 지방의 축적을 촉진하고 당뇨병이나 심장병, 치매를 유발한다는 놀라운 사실이 밝혀진 것은 그리 오래전 일이 아니다.

미국에서는 글루텐 섭취로 인해 신체에 나타나는 여러 가지 과민 증상을 '글루텐 과민증'이라고 부르며, 이를 치료하는 가장 효과적인 방법은 글루텐을 섭취하지 않는 '글루텐 끊기'라고 여기고 있다. 그중에서도 알레르기 반응으로 장 점막에 염증이 생기는 셀리악 병은 처음에는 글루텐 과민증에 포함시켰으나 환자 수가 급격히 늘면서 하나의 질환으로 인정받게 되었다.

셀리악 병은 최근 20년 사이에 급증했고, 미국인의 약 100명 중 1명꼴로 이 질환을 갖고 있는 것으로 추정된다. 미국에서 글루텐 프리 제품이 늘어난 것은 환자가 급격히 늘어나면서 수요가 많아졌기 때문이다.

하지만 글루텐 프리 제품이라고 해도 대부분 콘스타치나 쌀전분, 감자 전분, 타피오카 전분 등 정제도가 높은 원료를 사용하기 때문에 안심할 수는 없다.

미국을 대표하는 순환기 질환 예방의 권위자인 윌리엄 데이비스 박사(William Davis)는 그가 쓴 책에서 '밀을 끊는 것이야말로 건강하고 오래 살기 위한 기본 조건'이라고 주장하며 밀의 심각한 폐해를 지적했다.

거듭된 품종 개량으로 태어난 부자연스러운 밀

이렇게 들으면 마치 밀이 나쁘게 느껴질지도 모른다. 하지만 그렇지는 않다. 밀도 설탕과 마찬가지로 부자연스럽게 가공 처리되면서 우리의 건강을 위협하는 음식이 되어 버린 것뿐이다.

1960년대까지 우리가 먹던 원래의 밀은 현재 거의 유통되지 않는다. 오늘날 생산되는 밀은 교배에 교배를 거친 유전자 조작으로 본래의 밀과 외형은 비슷해 보이지만 전혀 다른 물질이 되어버렸다.

내가 문제 삼고 싶은 것은 비바람에도 쓰러지지 않는, 오로지 수확량을 늘리기 위해 품종을 개량한 밀이다. 이런 밀에는 글루텐이라는 단백질이 개량 전보다 훨씬 많이 들어가 있다.

글루텐이 체내에 들어가면 여러 가지 단백질로 분해된다. 이 단백질이 면역 기능의 균형을 무너뜨리고 장 점막에 염증을 일으켜 신체 이상을 초래한다.

부드러운 과자는 위험하다

물론 밀에 들어 있는 글루텐의 양은 품종에 따라 다르다. 미국산 밀이 글루텐 과민증을 급증하게 만든 주범이라고 해서 가장 위험하다는 지적을 받지만, 캐나다산도 결코 안심할 수는 없다.

먹고 있는 과자에 글루텐이 포함되어 있는지는 식감으로 판단한다. 글루텐은 식감을 부드럽게 만든다. 즉 밀을 원료로 한 제품 중에 식감이 부드러운 것은 글루텐 덩어리인 위험한 과자라고 볼 수 있다.

밀로 만든 대표적인 음식은 빵이다. 그러고 보니 옛날 빵은 씹는 맛이 있는 거친 느낌의 빵이었다. 유럽에 있을 때는 그런 빵

들을 먹었던 기억이 난다. 독일 빵은 거칠었고 프랑스 바게트도 쉽게 잘리지 않을 정도로 딱딱했다. 한편 주변을 보면 폭신폭신한 식빵이나 달콤한 빵이 인기가 좋다. 이런 빵 역시 밀 중독을 높이고 있다.

밀은 왜 과자 중독을 일으키는가

글루텐에서 생기는 분해물은 뇌에 직접 작용한다

글루텐을 다량 함유한 밀은 반드시 중독을 일으킨다. 이는 과학적으로 증명된 부정할 수 없는 사실이다.

글루텐을 섭취하면 위에서 폴리펩타이드 혼합물이라는 단백질로 분해되는데, 미국 국립위생연구소(NIH)의 크리스틴 지오드로(Christine Zioudrou) 박사는 연구를 통해 이 물질이 혈액 뇌 관문(뇌에 유해한 물질이 침입하지 않도록 뇌와 혈액 사이를 가로막는 장벽)을 뚫고 들어간다는 사실을 밝혀냈다.

본래 단백질 분자가 큰 물질은 혈액 뇌 관문을 통과하지 못한다. 포도당과 아미노산, 케톤체 등 신경 세포에 꼭 필요한 것만 엄선하여 뇌 속으로 통과시킨다. 하지만 글루텐에 함유된 단백질인 밀의 폴리펩타이드는 이 장벽을 뚫고 들어갈 수 있다.

심지어 밀의 폴리펩타이드는 혈액 뇌 관문을 통과한 후 뇌 속 모르핀 수용체와 결합하여 마약과 맞먹는 중독 증상을 일으키는 것으로 밝혀졌다(모르핀 수용체는 아편이나 모르핀, 헤로인을 섭취했을 때 결합하는 수용체와 같다).

지오드로 박사는 이러한 밀의 폴리펩티드를 '엑소르핀'이라고 명명했다.

엑소르핀에는 마약과 맞먹는 중독성이 있다

연구자들은 '밀에서 생긴 엑소르핀이 조현병(정신분열증)을 악화시키는 원인 중 하나가 아닐까' 하는 가설을 세우고 실험 동물에게 날록손이라는 약을 투여한 결과 엑소르핀이 뇌에 미치는 작용을 차단한다는 사실을 알아냈다.

덧붙이자면 날록손은 헤로인 중독에 빠진 환자에게 투여하는 약이다.

마약 중독을 치료하는 약이 엑소르핀의 작용을 차단한다는 사실은 엑소르핀이 마약과 같은 수준으로 뇌에 영향을 미친다는 뜻과 같다.

밀가루로 만든 과자를 먹을 때 행복감을 느끼는 이유는 밀에 들어 있는 엑소르핀이 뇌에 직접 작용하여 우리에게 쾌감을 주기 때문이다.

지오드로 박사는 연구에서 평소 밀을 먹는 사람과 식욕을 억제하지 못하는 사람에게 오피오이드 길항제(오피오이드 수용체에

도넛 중독!

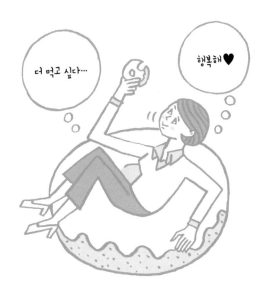

밀을 원료로 한 과자에 중독된 당신
코카인과 맞먹는 중독 상태에 빠져 있다!

대한 작용을 차단하는 약. 모르핀 수용체는 오피오이드 수용체 중 한 가지)를 투여했을 때 식욕이 억제되고 칼로리 섭취가 감소한다는 사실을 밝혀냈다. 미국에서는 이 원리를 이용한 다이어트 약이 허가된 상태다. 하지만 불안감이나 불쾌감을 동반한다는 보고도 있으니 그리 단순하게 여길 문제만은 아닐 것이다. 역시 현대의 밀은 먹어서 좋을 게 없다고 생각한다.

참고로 대표적인 마약 중 하나인 헤로인은 아편(양귀비 열매에서 채취한 과즙을 말린 것)에 들어 있는 모르핀으로 만들어진 마약이다. 모르핀은 암과 같은 질환의 통증을 완화할 목적으로 의료 현장에서 사용되고 있지만, 모르핀을 정제한 헤로인은 보다 강력한 진통 작용과 중독성을 유발하기 때문에 법적으로 사용이 금지되어 있다. 이 또한 정제 과정을 통해 중독성이 증가한다는 사실을 여실히 보여주는 예다.

밀이 불러오는 해악

몸에 여러 가지 문제를 일으키는 글루텐

이처럼 밀의 중독성은 무서운 것이다. 그런데 그보다 더 골치 아픈 것이 있다. 바로 글루텐 섭취가 신체에 여러 가지 문제를 일으키는 원인이 될 수 있다는 점이다.

글루텐은 글루텐 과민증, 글루텐 불내증, 셀리악 병 같은 다양한 질환을 유발하는 요인이 된다. 병명은 다르지만 밀가루 제품(글루텐)을 먹으면 몸에 이상이 생기고 바로 반응이 나타난다는 점에서는 같다.

프로 테니스 선수 조코비치는 자신의 컨디션 난조가 밀에 의한 글루텐 불내증이라는 사실을 전혀 모르고 있었다. 텔레비전으로 조코비치의 시합을 지켜보던 세르비아(조코비치의 모국)의 영양학자는 경기 중 쓰러진 그의 모습에서 천식이 아니라 음식 때문에 발생한 호흡곤란이라는 사실을 알았다.

검사 결과 그의 컨디션 난조의 원인이 밀에 함유된 글루텐으로 밝혀지면서 조코비치는 글루텐을 배제한 식단으로 전환했다. 덕분에 그는 만성적인 복통에서 해방되어 경기에 더욱 집중할 수 있게 되었다. 체중도 자연스레 5kg이나 줄면서 몸이 가벼워지고 강해졌으며 기분까지 상쾌해졌다고 한다. 그 후 조코비치는 승리에 승리를 거듭하며 세계 최고의 선수가 되었다.

장에 염증을 일으킨다

셀리악 병은 일본에서는 거의 찾아볼 수 없는 질환이지만, 장 염증으로 건강 이상을 초래하는 장 누수 증후군은 점차 늘고 있다. 장 누수란 염증 때문에 장 점막의 세포와 세포 사이에 틈이 생겨 원래는 혈액 속으로 보내져서는 안 될 물질이 누출되어 건강 이상을 초래하는 상태를 말한다.

장 누수 증후군을 유발하는 요인이 밀만 있는 것은 아니지만 나는 밀이 주범이라고 생각한다. 글루텐 과민증에 빠지면 체내에서 만들어지는 염증성 물질의 양이 증가하기 때문이다.

인지 기능을 떨어뜨린다

최근 연구에서 장 염증이 치매의 위험성을 높인다는 결과가 나왔다.

장뿐만이 아니라 우리 몸에서 일어나는 염증 반응은 건강에

◦ 장누수 증후군은 전신에 영향을 끼친다!

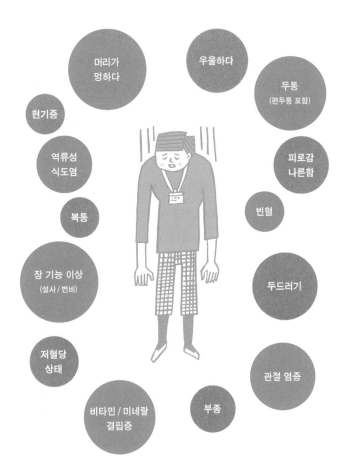

머리가 멍하다

우울하다

두통
(편두통 포함)

현기증

역류성 식도염

피로감 나른함

복통

빈혈

장 기능 이상
(설사 / 변비)

두드러기

저혈당 상태

관절 염증

비타민 / 미네랄 결핍증

부종

좋지 않다. 장수 연구에 의하면 체내 염증 수치가 낮을수록 오래 산다고 한다. 체내의 염증은 세포의 노화를 촉진하기 때문이다.

게다가 장에 염증이 생기면 생각하고 움직이는 것은 물론 세포를 생성하기 위한 영양소를 충분히 소화 흡수할 수 없다. 잘 먹어도 장에서 소화 흡수를 제대로 하지 못하면 영양 부족 상태에 빠지게 된다.

영양 부족은 생명 활동에 필요한 에너지 고갈로 이어질 수 있다. 근육이 빠져서 몸을 잘 움직이지 못하고 인지 기능이 떨어지게 된다. 이는 치매의 초기 증상이다. '건망증이 심해졌다'고 느낀다면 밀가루 음식을 끊어 보자. 장 상태가 좋아져 영양을 충분히 소화 흡수할 수 있게 되면 인지 기능이 개선될 수 있다.

먹는 행위 = 쾌락 = 중독성

한 입 베어 물었을 때 '기분 좋다'라고 느껴지는 음식은 모두 중독을 초래할 가능성이 있다는 사실을 잊지 말자.

중독과 관계있는 도파민은 쾌감을 느끼면 뇌 속에서 증가한다. 러닝을 하거나 웃고 섹스를 하거나 밥을 먹을 때 분비가 촉진된다.

하지만 운동을 싫어하는 사람도 있을 테고, 파트너가 없는 사람도 있을 것이다. 때로는 도저히 웃을 수 없는 상황에 처한 사람도 있을 것이다. 그런데 먹는 건 누구나 언제든 바로 할 수 있다. 먹는다는 건 '맛있다', '행복하다'라는 느낌을 빠르게 전해주는 수단이다. 먹는 행위 자체가 보상회로를 자극해 음식을 갈구하게 된다.

게다가 맛있는 음식일수록 '더 먹고 싶다'라는 충동이 강해져 보수 회로에 더욱 강한 자극을 주게 된다.

또 정제도가 높은 마일드 드러그를 섭취하거나 비만이나 스트레스 따위의 이유로 식욕 중추가 마비되면 '더 먹고 싶은 충동'을 참지 못하게 된다. 쉽게 말하면 브레이크가 고장 난 자동차처럼 폭주하게 된다. 이렇게 되면 완전히 중독 상태에 빠졌다고 볼 수 있다.

범인 5

소금

짭짤한 과자도
한 번 먹기 시작하면 멈출 수 없는 마력이 있다.

소금이란 무엇인가

생명 유지에 미량의 소금은 필수

지금까지는 달콤한 과자의 중독성에 대해 이야기했다. '과자＝단 것'이라는 이미지가 있지만, 사실 짭짤한 과자도 위험하다.

먼저 소금의 역할을 살펴보자.

우리 몸은 일정량의 염분(나트륨)을 필요로 한다. 단, 적은 양으로도 충분하다(성인의 체내 염분량은 체중의 약 0.3~0.4%로 알려져 있다. 예를 들어 체중이 60kg인 사람에게는 약 200g의 염분이 필요하다).

그래서 염분 섭취량이 많을 때는 소변과 함께 몸 밖으로 배출해 체내 염분량을 일정하게 유지하도록 조절한다(반대로 섭취량이 적을 때는 신장에서 재흡수되어 소변으로 배출되는 양이 줄어들도록 조절한다).

그리고 체내 나트륨 농도는 혈액이나 림프액 등의 세포 바깥쪽은 높고, 세포 안쪽은 칼륨이 많아 나트륨 농도가 낮은 구조로 이루어져 있다.

이러한 시스템에 따라 세포 내 나트륨이 증가하면 칼륨이 나트륨을 세포 밖으로 내보냄과 동시에 혈액 속의 칼륨이 세포 내로 흡수되어 농도를 일정하게 조절한다.

이처럼 나트륨과 칼륨은 각각의 농도 차이를 이용해 세포 안쪽과 바깥쪽을 오가며 영양소와 노폐물을 주고받는다. 즉 우리 몸에서 나트륨과 칼륨의 균형은 매우 중요하다.

그런데 우리는 이 기능이 미처 따라가지 못할 정도로 염분을 많이 섭취한다는 보고가 있다.

WHO(세계보건기구)의 가이드라인에서는 사람이 생명 유지를 위해 식사로 섭취해야 하는 염분량을 1일 0.5~1.3g으로 제시하고 있지만, 2016년 한 조사 결과에 의하면 하루 평균 염분 섭취량은 9.9g에 달하는 것으로 나타났다.

사실 우리는 세계적으로도 염분을 가장 많이 섭취하는 축에 속하며 최근 과다 섭취에 의한 건강의 폐해가 지적받고 있다.

천일염과 정제염(식염)의 차이

염분의 과다 섭취로 인한 건강 피해도 문제지만, 더 심각한 것은 우리 일상에서 사용되는 소금의 대부분이 염화나트륨 농도가 99.5% 이상을 차지하는, 고도로 정제된 화학 소금이라는 점이다.

마트에서 판매되는 '식염'이 바로 화학적으로 합성된 소금이다.

순도 99.5% 이상이 나트륨이라는 것은 소금을 전통 방식으로 제조할 때 소금에 들어 있던 칼륨이나 마그네슘, 칼슘 같은 미네랄이 거의 제거되었음을 의미한다.

적은 비용을 들여 효율적으로 불순물을 제거하는 데는 성공했지만 몸에 필요한 미네랄까지 없애버린 것이다. 백설탕과 똑같은 패턴이다.

전통적인 소금 제조법에는 여러 가지가 있다. 바다로 둘러싸인 일본의 경우 바닷물을 원료로 하여 소금을 만들어 왔다. 가장 원시적인 방법은 해조류를 사용하여 농도가 짙은 바닷물을 만든 다음 그것을 끓여 결정화시키는 제조법이다.

그 후 인공적으로 만든 염전에 바닷물을 끌어와 염분이 농축된 모래를 만들고 그 모래를 바닷물로 썻어내 농도가 높은 염수(간수)를 만들어 그것을 끓여서 결정화시켰다. 이는 헤이안 시대에 이미 보편적으로 행하던 제조법이었다고 전해진다.

이와 같은 단계를 거쳐 결정화시킨 소금은 마그네슘이나 칼륨, 칼슘 같은 미네랄이 함유된 천연 소금이다.

비타민과 미네랄이 없는 식염은 위험

원래 인체는 많은 염분을 필요로 하지 않기 때문에 나트륨 농도를 높인 식염이 몸에 좋을 리가 없다. 그래서 식염을 섭취하면 나트륨과 칼륨의 균형이 깨져 버린다.

진한 양념이 염분을 과다 섭취하게 만드는 주범이라고 지적하고는 하지만, 나는 짠 과자를 먹는 것도 큰 영향을 준다고 생각한다.

소금은 왜 과자 중독을 일으키는가

실험 결과 염분이 식욕을 증가시켰다

현재로서 염분이 중독을 일으킨다는 근거는 쥐를 대상으로 한 실험밖에 없다.

하지만 실험 보고에서 쾌감을 부르는 도파민이 염분에 반응하여 신호를 전달하고 오피오이드(모르핀과 비슷한 작용이 있는 물질)를 투여하면 다량의 소금을 섭취하게 된다는 사실이 확인되었다.

하지만 이것은 어디까지나 쥐를 이용한 실험일 뿐, 사람의 경우에는 자라면서 먹은 식생활의 영향도 무시할 수 없기 때문에 변수가 있다.

어릴 때부터 먹어온 음식에 대한 경험(학습)이 영향을 미칠 것으로 생각된다.

진한 맛에 익숙해지면 싱거운 맛에 만족할 수 없다

유아는 생후 4개월에서 6개월경 먹은 음식에 함유된 염분으로 입맛이 확립된다. 이 시기에 진한 맛에 익숙해지면 나중에도 진한 맛을 찾게 된다. 그래서 이유식에 염분을 넣지 않는 것이다.

설령 이유식으로 진한 맛을 경험하지 못했다 하더라도, 앞서 말한 대로 자라면서 먹은 음식의 간이 세면 진한 맛을 좋아하게 되고, 성장해서 외식할 기회가 늘어나면 진한 양념 맛에 익숙해지게 된다. 경험을 통해 염분에 대한 취향이 바뀌기 때문이다.

이러한 경험 이론에 따른다면 싱거운 음식을 먹은 후에는 별 저항 없이 싱거운 입맛으로 바뀌어야 할 것이다. 하지만 실제로는 그렇지 않다. 싱거운 음식을 먹을 때 만약 소금을 팍팍 뿌리고 싶은 생각이 든다면 당신은 이미 소금 중독에 빠졌을 위험이 있다.

염분이 중독을 일으킨다는 근거는 아직 없다. 하지만 정제된 물질이 중독성을 일으킨다는 사실은 백설탕, 이성화당, 인공 감미료를 통해서 분명히 드러났다. 여기서 우리는 농도가 높은 정제염을 섭취하면 무의식중에 중독된다는 것을 충분히 짐작할 수 있다.

정제 소금은 짭짤한 과자를 멈출 수 없게 만드는 요인 중 하나임이 분명하다.

비록 과자 중독은 아니지만, 소금 중독을 보여주는 좋은 예로 '백미 중독'이 있다. 내가 과거에 쓴 책 중 《백미 중독(白米中毒)》이라는 책이 있다.

당시 나는 흰쌀밥을 너무 많이 먹으면 당뇨병이나 내당능 장애를 일으킬 수 있다고 지적하면서 밥을 먹지 않고서는 참을 수 없는 상태를 '백미 중독'이라고 단언했다. 책이 출간된 직후, 여기저기서 쓴소리가 쏟아져 나왔지만, 그로부터 5년이 넘은 지금은 당질 제한이 알려지면서 백미의 양을 줄이거나 먹는 순서를 바꾸는 등 주식을 섭취하는 방법에 변화가 생겼다.

그런데 사실 이러한 백미 중독은 소금 중독과 관계가 깊다. 소금을 많이 넣어 간이 센 반찬이 있으면 밥이 더 먹고 싶어지고, 밥을 많이 먹기 위해 더욱 진한 맛을 찾는 악순환에 빠지게 된다. '닭이 먼저냐, 달걀이 먼저냐'의 문제는 아니지만, 백미와 소금에는 중독성이 있다. 백미 중독에 빠진 환자의 이야기를 듣다 보니 어느 날 악순환의 고리가 보이기 시작했다.

밥도둑 반찬에 특히 주의!

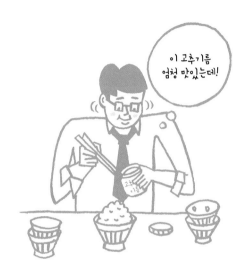

짭짤한 반찬과 밥의 조합은
소금 중독과 백미 중독의 무한 반복으로 가는 지름길!

정제 소금이 불러오는 해악

혈압을 높인다

염분의 과다 섭취는 고혈압을 일으킨다.

앞서 나트륨 농도는 체내에서 일정하게 조절된다고 설명했는데, 염분을 많이 섭취하게 되면 혈액 속 나트륨 농도가 일시적으로 상승한다.

그러면 몸은 혈액 속 나트륨 농도를 낮추기 위해 수분을 필요로 한다. 짜게 먹고 난 후 목이 타는 것도 이 때문이다.

수분을 섭취하면 혈중 나트륨 농도는 내려가지만, 혈관에 흐르는 혈액량이 늘어난다. 이렇게 되면 혈액량이 많아져 심장에 부담이 될뿐더러 심장에서 내보내는 혈액량이 많아지기 때문에 혈압이 상승한다.

이것이 염분을 과잉 섭취하면 고혈압이 되는 원리다.

뇌졸중이나 심근경색의 위험을 높인다

고혈압 상태가 지속되면 혈관벽에 부하가 걸려 동맥경화가 진행된다. 그러면 혈관이 탄력을 잃고 노화되어 혈압을 높인다.

과도한 염분 섭취가 고혈압을 초래하고 고혈압이 혈관을 노화시켜 더욱 혈압을 높이는 악순환이 여기서도 일어난다.

그 결과 혈관이 탄력을 잃고 약해져 끊어지거나 막히기 쉬운 상태가 된다. 뇌혈관이 끊어지면 뇌출혈, 뇌혈관이 막히면 뇌경색, 심장혈관이 막히면 심근경색을 일으켜 갑자기 목숨을 잃거나 평생 불편하게 지내야만 하는 심각한 상태에 이를 수 있다.

고혈압은 당뇨병과 마찬가지로 발열이나 통증 같은 자각 증상이 없다. 과도한 염분 섭취는 자신도 모르는 사이 혈압을 상승하게 만든다. 그러면 혈관이 망가지게 되면서 뇌졸중이나 심장병으로 쓰러져 장기 침상 환자가 되거나 갑자기 심장이 멈출 위험이 있다. 이런 점 때문에 고혈압이 '침묵의 살인자'로 불리는 것이다.

과도한 염분 섭취가 위암의 원인이 된다

염분이 위암 발병 위험을 높인다는 사실 또한 여러 연구를 통해 밝혀졌다.

위암 발병 위험을 높이는 데는 두 가지 요인이 있다. 하나는 고농도의 염분이 위점막을 손상시키는 직접적인 요인, 다른 하나는 고농도의 염분이 위 점막의 보호 장벽을 손상시켜 상처를 받기 쉬운 상태를 만드는 간접적인 요인이다.

짜게 먹으면 위 점막이 상하기 쉬워진다. 그 때문에 염증이 생기거나 발암성 물질이 위 점막에 직접 닿게 될 위험이 커져 위암이 발병하게 되는 것이다.

그리고 또 한 가지, 피로리균의 감염과 염분 과다 섭취가 중복되면 위암에 걸릴 위험이 급격히 증가한다는 사실도 밝혀졌다. 이 원리를 밝힌 사람은 후지타 의과대학 의학부의 쓰카모토 테쓰야 준교수다.

쓰카모토 준교수의 연구에 따르면, 염분 과다로 인해 위 점막이 손상되기 쉬운 상태인데다 위 점막의 농도가 피로리균이 증식하기 쉬운 환경으로 바뀌게 되면, 위암 발병 위험이 증대하는 것으로 나타났다.

위암을 예방하기 위해서는 소금의 양을 줄이는 것이 무엇보다 중요하다.

미네랄 밸런스를 무너뜨려 각종 암에 걸릴 위험도 높인다

'세포 속 나트륨 농도가 높아지면 세포의 노화나 장애가 진행되어 암 발병 위험이 높아진다'라는 연구 보고가 있다. 실제로 암세포를 살펴보면 나트륨이 매우 많고 칼륨이 적은 모습을 확인할 수 있다.

세포 내 나트륨과 칼륨의 균형이 깨지는 현상이 발암과 어떤 상관관계가 있는지는 아직 확실히 밝혀지지 않았다. 하지만 항암 식이요법 가운데 환자에게 많은 양의 채소와 과일을 주스로 마시게 함으로써 칼륨 섭취량을 증가시켜 체내의 나트륨과 칼륨의 균형을 정상을 되돌리려는 방법이 있는 것으로 보아 충분히 관련성이 있다고 본다.

항암 식이요법으로 익히 알려진 '거슨(Gerson) 요법'도 그중 한 가지다.

'뭔가를 하면서 먹는' 카우치 포테이토는 특히 조심!

카우치란 소파를 말한다. 카우치 포테이토(Couch Potato)는 원래 '감자처럼 뒹굴거리며 게으르게 지내는 것'을 의미했는데, 어느 시점부터 '텔레비전을 보면서 감자칩을 먹는 것'을 뜻하게 되었다. 어느 쪽이건 게으르다는 점에서는 변함이 없다.

당연한 이야기지만 오메가-6 지방산이 가득한 감자칩을 계속 먹으면 비만이나 당뇨병에 노출될 위험이 커져 생명이 단축된다.

캐나다 브리티시 컬럼비아대학교의 샌조이 고시(Sanjoy Ghosh) 박사 연구팀은 쥐에게 오메가-6 지방산을 먹이면 행동이 게을러진다는 선행 연구 결과에 착안하여 21개국의 여성을 대상으로 불포화지방산 섭취량과 텔레비전 평균 시청 시간 사이의 관련성을 조사했다.

그 결과 오메가-6 지방산 섭취량이 많은 10대 초반은 텔레비전 시청 시간이 긴 데 반해 오메가-6 지방산 섭취량이 적은 그룹은 시청 시간이 짧은 것으로 나타났다.

텔레비전을 보면서 감자칩을 먹기 때문에 오메가-6의 섭취량이 많은 건지, 오메가-6의 섭취량이 많으니까 텔레비전을 오래 보게 되는 건지는 불분명하다. 하지만 '뭔가를 하면서 먹으면' 자신도 모르게 많이 먹게 되므로 건강에는 좋지 않다는 점만은 분명하다.

범인 6

기름

기름진 정크 푸드는
중독성을 부르는 대표 음식이다.

기름이란 무엇인가

최근 확 바뀐 기름에 관한 새로운 상식

최근 기름에 관한 새로운 연구 보고가 잇따르면서 사람들의 인식이 달라지고 있다. 그렇지만 설탕이나 소금과 마찬가지로 정제된 기름이 위험한 식품이라는 사실만큼은 예나 지금이나 변함이 없다.

먼저 기름에 관한 최신 정보에 대해 알아보자.

얼마 전까지는 과다한 동물성 지질의 섭취가 동맥경화를 일으켜 뇌졸중이나 심근경색 등의 발병 위험을 높인다고 여겼었다. 지질의 일종인 콜레스테롤이 혈관벽에 들러붙어 동맥경화를 유발한다고 생각했기 때문이다.

그런데 콜레스테롤 수치가 낮으면 치매 발병 위험이 높아진다는 사실이 밝혀지면서 지질에 대한 인식이 새롭게 바뀌었다.

콜레스테롤 수치가 낮으면 왜 치매가 오는 걸까? 그 이유는 신경 세포 발달에 콜레스테롤이 없어서는 안 되기 때문이다. 콜레스테롤은 세포막을 구성하므로 뇌 속 방대한 신경 세포에 콜레스테롤이 부족하면 정보를 전달하는 기능이 저하될 수 있다. 그래서 최근 일부 연구자들은 치매 예방에는 콜레스테롤이 낮은 것보다 약간 높은 편이 낫다고 주장하기도 한다.

그리고 혈중 콜레스테롤 수치와 음식으로 섭취하는 콜레스테롤의 양은 그다지 상관관계가 없는 것으로 밝혀졌다. 콜레스테롤은 원래 체내에서도 합성되기 때문에 음식으로 합성되는 비율은 전체의 20%에 불과하다. 콜레스테롤 수치가 높은 이유는 식사에서 섭취한 콜레스테롤의 문제라기보다는 비만 등으로 인해 신체의 대사 밸런스가 깨졌기 때문이다.

더불어 동맥경화를 일으키는 요인은 콜레스테롤이 아니라 혈관의 염증이다. 심지어 이 염증을 초래하는 주범은 동물성 지질이 아니라 그동안 우리가 좋다고 여겨온 식물성 기름으로 밝혀졌다.

사실 콜레스테롤 수치가 조금 높다 하더라도 몸속에서 산화만 일어나지 않으면 크게 문제되지 않는다. 콜레스테롤의 산화는 체내 염증 수치의 영향을 받는다. 염증은 우리가 섭취하는 기름의 질과 관계가 있다.

우리가 섭취하는 기름은 지방산의 종류에 따라 분류된다. 오른쪽 페이지에 있는 4종류의 기름은 건강을 위해 알아두면 좋다. 기름은 너무 많이 먹어도 너무 적게 먹어도 건강에 좋지 않다. 필요한 기름을 적당히 섭취하는 것이 중요하다.

과자에 들어 있는 기름은 대부분 오메가-6 지방산이다. 오메가-3 지방산은 특유의 풍미가 있으며 가열하면 산화하기 때문에 과자 재료로는 적합하지 않다.

오메가-9 지방산을 함유한 올리브 오일과 중간사슬지방산을 함유한 코코넛 오일은 가열해도 산화하지 않지만 독특한 풍미가 있고 가격도 비싸다. 오메가-9 지방산으로 과자를 만들면 건강에는 더없이 좋겠지만 대량생산에는 적합하지 않다. 이것이 대부분의 과자에 오메가-6 지방산이 사용되는 이유다.

: 주요 지방산과 그 특징

종류	특징
오메가-3 지방산 (EPA, DHA, 알파리놀렌산)	EPA와 DHA는 등푸른생선에 함유된 지방산이다. 혈전을 예방하고 혈관을 튼튼하게 해 동맥경화를 억제한다. 뇌를 활성화하는 작용도 있다. 아마씨유나 들기름에 함유된 알파리놀렌산은 체내에서 EPA로 합성된다.
오메가-6 지방산 (리놀레산, 감마리놀렌산, 아라키돈산)	식용유, 대두유, 홍화유 등에 많이 포함되어 있다. 체내에서 합성되지 않아 음식으로 섭취할 필요가 있지만, 대량으로 섭취하면 알레르기 증상을 일으켜 암 발병 위험을 높인다. 현대인은 과잉 섭취하는 경우가 많다.
오메가-9 지방산 (올레산)	올리브 오일에 풍부하게 포함되어 있다. 체내에서도 합성되지만 음식으로도 섭취할 수 있다. 체내의 염증 반응에 관여하지 않는다. 가열해도 쉽게 산화되지 않아 동맥경화 예방에 도움이 된다. 무병장수에 좋은 기름으로 잘 알려져 있다.
중간사슬지방산	MCT 오일과 코코넛 오일에 들어 있다. 체내에서 분해되면 케톤체로 전환되어 뇌와 근육 등 온몸의 에너지원으로 이용된다. 항염증 작용이 있어 치매 예방에 도움이 되는 기름으로 알려져 있다.

기름은 왜 과자 중독을 일으키는가

기름 맛이 식욕을 부추긴다

육즙이 풍부한 꽃등심 스테이크, 갓 튀겨낸 바삭바삭한 치킨처럼 우리는 고기의 맛을 기름기가 좔좔 흐르는 모습으로 곧잘 표현하곤 한다. 기름기가 적으면 '퍽퍽해서 맛없다', '감칠맛이 안 난다'며 뭔가 부족하게 느끼는 사람도 있다.

사실 기름 특유의 맛은 '비계 맛'으로 지금까지 이야기해 온 '달다(단맛)', '짜다(소금)', '시큼하다(신맛)', '쓰다(쓴맛)', '맛있다(감칠맛)'에 이어 새로운 맛으로 불리기도 한다.

고기의 맛은 중독을 일으키기도 하는데 과자에 있는 지방(기름)만으로는 과자 중독에 빠지지 않는다.

하지만 대부분의 과자에는 기름이 사용되기 때문에 기름이 과자 중독의 한 면을 차지하고 있다는 점만큼은 의심할 여지가 없다.

지금까지 보고된 근거 자료에서도 알 수 있듯이 지질만으로는 의존성을 부르지 않는다. 기름을 단독으로 섭취하지는 않기 때문이다. 기름만 먹는 사람을 본 적이 있는가? 기껏해야 건강을 위해 아마씨유나 들기름, 올리브 오일을 주스에 넣거나 드레싱 대신 샐러드에 뿌려 먹는 정도인데, 이것만으로는 중독에 빠지지 않는다.

문제는 가공식품에 들어 있는 식물성 유지다. 쇼트닝, 마가린, 정제 기름을 혼합하여 제조한 '혼합유' 같은 대부분의 식물성 유지는 정제 과정을 거쳐 사용한다. 나중에 이야기하겠지만 정제유는 중독을 일으킬 뿐만 아니라 우리의 건강을 무너뜨릴지도 모르는 무시무시한 위험성을 안고 있다.

아울러 과자에는 백설탕, 밀가루, 식염 등 중독성이 강한 재료가 함께 사용된다. 지질과 당질이 많고 설탕이나 소금으로 진하게 간한 것을 '정크 푸드'라고 한다. 중독 물질이 잔뜩 들어 있는 정크 푸드가 중독 증상을 부른다는 사실은 쥐 실험을 통해서도 밝혀졌다.

정크 푸드를 계속 먹으면 끊기가 어렵다

정크 푸드가 중독성을 부른다고 밝힌 이는 미국 스크립스 연구소의 폴 케니(Paul Kenny) 박사다. 케니 박사가 정리한 논문 '정크 푸드(고지방식)가 뇌의 보상회로를 지나치게 자극하여 마약과 같

정크 푸드를 계속 먹으면 보상회로를 지나치게 자극해 아무리 먹어도 만족할 수 없게 된다

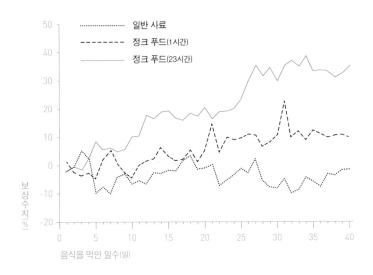

일반 사료를 먹인 그룹의 수치는 40일 동안 변화가 거의 없다. 정크 푸드를 1시간 동안 먹인 그룹도 아직까지는 식욕을 제어하고 있다. 하지만 23시간 동안 계속 정크 푸드를 먹인 그룹은 25일이 경과한 무렵부터 식욕 제어가 불가능해지며 점점 상승 곡선을 그리고 있다. 정크 푸드를 통해 보상회로가 지나치게 자극된 사실을 확인할 수 있다.

[참고] Paul M Johnson & Paul J Kenny : "Dopamine D2 receptors in addiction-like reward dysfunction and compulsive eating in obese rats," Nature Neuroscience, Vol.13 No5,2010.

은 중독을 초래한다'는 2010년에 국제 학술지 〈네이처 뉴로사이언스(Nature Neuroscience)〉에 게재되었다.

논문에 따르면 40일 동안 쥐를 대상으로 실험한 결과, 계속 고지방식(정크 푸드)을 먹인 쥐는 마약과 마찬가지로 보상회로가 지나치게 자극되어 아무리 먹어도 만족감을 느낄 수 없어서 끊임없이 먹어 치웠다.

원래는 '비만이 되면 보상회로가 망가진다'라는 가설을 증명하기 위한 실험이었는데, 살을 찌우기 위해 쥐에게 먹인 정크 푸드가 약물 중독 비슷한 원리로 중독성을 유발한다는 사실이 새롭게 증명된 것이다.

스낵류와 케이크, 도넛 등의 과자는 고지방 음식, 즉 정크 푸드다. 이 실험 결과는 과자의 중독에도 그대로 적용된다고 볼 수 있다.

기름이 불러오는 해악

과도한 식물성 유지 섭취는 특히 주의할 것

케이크, 쿠키, 초콜릿, 아이스크림, 스낵류 등에 들어 있는 식물성 유지는 대부분 오메가-6 지방산이거나 그것을 원료로 한 마가린과 쇼트닝이다.

오메가-6 지방산은 과자 외에도 튀김용 기름, 햄이나 소시지 같은 육가공제품, 컵라면, 레토르트 식품 등 모든 가공식품에 활용되고 있다. 그 때문에 현대인은 과도한 오메가-6 섭취로 건강에 심각한 폐해를 입고 있다는 지적을 받고 있다.

세포막은 우리 몸을 구성하는 세포를 감싸주는 막으로 오메가-3와 오메가-6로 이루어져 있다. 오메가-3는 염증을 억제하고 오메가-6는 염증을 촉진하는 작용이 있으며, 둘 다 생명을 유지하는 데 있어 꼭 필요하다. 가장 이상적이고 균형 잡힌 상태라 할 수 있는 오메가-3와 오메가-6의 황금 비율은 1대 1이다.

오메가-3 지방산은 생선이나 아마씨유, 들기름 등에 함유되어 있으며 그 섭취량이 많지는 않다. 한편 오메가-6 지방산은 앞서 말했듯이 섭취량이 점점 증가하여 과다 섭취가 문제시되고 있다.

자각 증상 없는 만성 염증이 당신을 좀먹는다

염증 반응을 촉진하는 오메가-6 지방산을 지나치게 섭취하면 몸속에 염증이 생기기 쉽다.

염증은 급성 염증과 만성 염증으로 나뉜다. 급성 염증은 감기, 독감, 설사 같은 감염증, 염좌, 외상이 있으며, 염증 반응으로 이물질을 퇴치하고 그로 인해 세포가 회복되면서 증상이 호전된다. 만성 염증은 자신도 모르는 사이에 몸속에서 염증 반응이 계속 일어나며 혈관의 동맥경화, 잇몸 질환, 치매와 같은 질병과 관련이 있다고 보고되고 있다.

게이오기주쿠대학 의학부 백수종합연구센터에서 1,500명의 노인을 대상으로 최대 10년간 추적한 조사에 따르면, 만성 염증 수치가 높은 사람의 생존율은 해가 갈수록 감소한 반면, 만성 염증 수치가 낮은 사람의 생존율은 상승한 것으로 나타났다.

과자를 먹는 것은 과자에 함유된 오메가-6 지방산을 섭취하는 것과 같다. 과자 중독은 인체 내의 염증을 증가시키는 주범이다.

오메가-3 지방산과 오메가-6 지방산의 균형이 중요

가장 이상적인 것은 균형을 이룬 상태

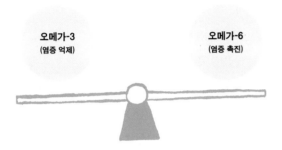

오메가-3
(염증 억제)

오메가-6
(염증 촉진)

현실은…
특히 젊은 연령층에서는 균형이 무너지고 있다.

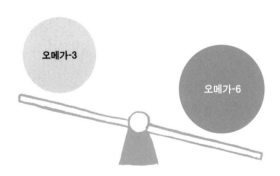

오메가-3

오메가-6

'과자 중독'은 오메가-6 지방산을 과잉 섭취하게 만든다!

또 하나 유념해야 할 것이 있다. 바로 가공식품에 들어 있는 트랜스 지방산이다. 트랜스 지방산에는 자연에서 유래된 것과 인공적으로 만든 것이 있는데, 과도한 인공 트랜스 지방산 섭취는 심장질환에 걸릴 위험을 높인다.

미국과 유럽에서는 트랜스 지방산의 위험성이 제기되어 사용량을 규제하거나 함유량 표시를 의무화하고 있다.

트랜스 지방산은 가열 처리할 때 생기는데 가공식품에 함유된 식물성 유지나 튀김에 다량 포함되어 있다. 따라서 튀김이나 과자의 섭취량을 줄이는 것이 무엇보다 중요하다.

여러 나라에서 엄격히 규제하는 트랜스 지방산

트랜스 지방산이란 식용유를 고열로 처리하거나 고형화시키기 위해 가공할 때 생긴다. 그중에서도 마가린과 쇼트닝을 제조할 때나 여러 가지 기름을 혼합한 식용유를 탈취하는 과정(가열 처리 하기 위해)에서 대량 생기는 것으로 밝혀졌다.

이 트랜스 지방산은 최근 연구에서 심근경색 같은 심장질환의 발병 위험을 높이고 비만이나 알레르기성 질환과의 관계성이 인정되며 당뇨병이나 암, 치매 등을 유발한다는 지적이 나오고 있다.

이에 따라 WHO에서도 성인병 예방을 위해 식품을 통해 섭취하는 트랜스 지방산의 기준치를 하루 섭취 열량의 10% 미만으로 제한하고 있으며, 미국과 유럽에서도 트랜스 지방산 섭취량을 줄이기 위한 규제가 시작되었다.

아울러 EU에서는 트랜스 지방산이 많이 포함되어 있는 식품에는 반드시 함유량을 표기하도록 의무화하였으며, FDA(미국 식품의약국)도 트랜스 지방산의 발생원이 되는 기름의 사용을 금지한다고 발표했다.

자신의 몸을 보호하고 싶다면 식물성 유지가 사용된 초가공식품은 피해야 하지 않을까?

범인 7

스트레스

과자 중독에서 벗어날 수 없게 만든다.
괴로움을 달래기 위해 먹는다.

스트레스란 무엇인가

스트레스란 외부로부터 받은 자극

어떤 때 과자가 먹고 싶은가?

짜증이 밀려올 때나 일이 바쁠 때 괜히 과자가 당기는 것은 스트레스 때문에 과자 중독에 빠졌다는 증거다.

스트레스란 외부로부터 받은 자극 때문에 일어나는 반응을 뜻한다. 심신에 부담을 준다는 의미에서 스트레스를 안 좋게 여기는 경향이 있는데 적당한 자극은 오히려 몸과 마음을 건강하게 만든다.

스트레스를 받으면 교감신경이 자극되어 뇌가 흥분하고 신체의 근육이 반응하기 쉬운 상태가 된다. 또한 뇌와 근육에 에너지를 보내기 위해 혈당치와 혈압이 상승한다.

만일의 상황에 즉각 대처할 수 있도록 몸이 긴장 모드로 돌입한 것이다. 이것은 살아남기 위한 인체의 시스템이다.

스트레스를 받게 되면 뇌와 근육이 평소보다 반응하기 쉬워지는데, 이 상태가 지속되면 혈압과 혈당이 상승한 채로 있기 때문에 몸에 상당한 부담이 따른다.

반대로 스트레스를 받지 않을 때는 부교감신경이 자극되어 혈압과 혈당이 떨어지고 신경과 근육도 편안해진다.

우리 몸은 스트레스를 받는 정도에 따라 신체 상태가 달라진다. 외부로부터의 자극은 항상 존재하기 때문에, 스트레스를 완벽하게 제거하기란 불가능하다. 그러므로 과도한 스트레스가 장기간 지속되지 않도록 스트레스를 잘 관리하는 것이 중요하다.

스트레스를 장기간 받으면 몸에 심각을 영향을 끼친다

스트레스 자체는 우리가 살아가는 데 있어 꼭 필요한 것이다. 문제는 심신에 부담을 주는 많은 양의 스트레스가 장기간 지속될 경우다.

스트레스 요소로는 날씨, 기온, 소음, 악취와 같은 자연적 요인뿐만 아니라 피로, 수면 부족, 골치 아픈 인간관계, 바쁜 업무, 전근이나 이직, 이사, 결혼 같은 환경의 변화가 있다. 일시적인 스트레스는 스트레스를 유발하는 요소가 없어지면 자연스레 해소된다.

인간관계에서 오는 문제나 바쁜 업무 탓에 스트레스가 장기간 지속되면 우리 몸은 '기분을 좋게 만드는 것(쾌락)'으로 괴로움을 속이려고 한다. 스트레스 호르몬으로 꽉 찬 뇌를 쾌락 호르몬으로 잠시 덮어씌우려는 것이다.

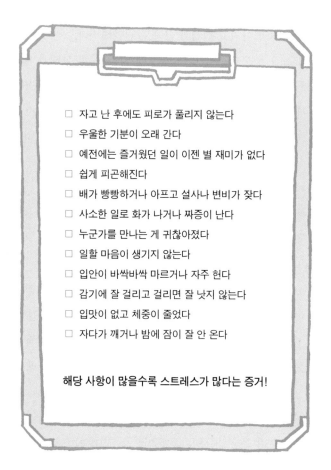

□ 자고 난 후에도 피로가 풀리지 않는다

□ 우울한 기분이 오래 간다

□ 예전에는 즐거웠던 일이 이젠 별 재미가 없다

□ 쉽게 피곤해진다

□ 배가 빵빵하거나 아프고 설사나 변비가 잦다

□ 사소한 일로 화가 나거나 짜증이 난다

□ 누군가를 만나는 게 귀찮아졌다

□ 일할 마음이 생기지 않는다

□ 입안이 바싹바싹 마르거나 자주 헌다

□ 감기에 잘 걸리고 걸리면 잘 낫지 않는다

□ 입맛이 없고 체중이 줄었다

□ 자다가 깨거나 밤에 잠이 잘 안 온다

해당 사항이 많을수록 스트레스가 많다는 증거!

가장 **빠르고** 손쉽게 쾌락을 경험할 수 있는 수단은 먹는 것이다. 가까운 거리에 24시간 편의점이 있는 요즘은 언제 어디서든 먹고 싶은 것을 구할 수 있다. 일하다 휴식 시간에 과자를 사러 가거나 집에 돌아가는 길에 쉽게 과자를 살 수 있다. 이것도 과자 중독이 늘어나는 요인 중 하나가 아닐까 싶다.

스트레스는 왜 과자 중독을 일으키는가

스트레스를 받으면 먹을 것을 찾는다

동물이든 사람이든 스트레스를 받거나 부정적인 감정에 사로잡
히면 배가 고프지 않아도 무심코 먹게 된다는 보고가 있다. 그럴
때는 특히 당질이나 지질, 또는 둘 다 포함된 음식을 먹기 쉽다
는 사실도 밝혀졌다.

달거나 기름진 음식을 먹으면 '맛있다'는 행복감을 느끼게 된
다. 그래서 이 행복감으로 심리적인 스트레스를 달래고자 하는
것이다.

달콤한 과자는 스트레스를 줄여주지만

스트레스와 달콤한 과자의 상관관계를 다룬 연구 보고는 많다.
캘리포니아대학교 데이비스캠퍼스의 매튜 트라이언(Matthew
Tryon) 박사 연구팀은 설탕이 스트레스를 없애는 작용을 한다고

밝혔다.

연구팀은 18~40세 여성 19명을 두 그룹으로 나누어 각각 설탕이 든 음료와 인공 감미료(아스파르템)가 든 음료를 하루에 세 번 2주에 걸쳐 마시게 한 뒤, 섭취 전과 섭취 후의 스트레스에 대한 코르티솔(스트레스 호르몬이라 불리며 스트레스를 받았을 때 체내에서 증가하는 호르몬) 분비량을 조사했다. 아울러 MRI(자기공명영상촬영)에서 기억을 관장하는 해마의 모습도 관찰했다.

실험 결과 설탕이 든 음료를 마신 그룹은 코르티솔이 증가하지 않고 해마가 활성화되었다.

해마는 스트레스에 약하고 뇌의 코르티솔이 과잉 분비되면 해마의 신경이 파괴된다. 다시 말해 코르티솔이 증가하지 않고 해마가 활성화되었다는 것은 스트레스에 반응하고 있지 않다(스트레스를 받지 않은 상태)는 뜻이 된다.

한편 아스파르템이 든 음료를 마신 그룹은 코르티솔이 증가하고 해마의 기능이 억제되었다(스트레스를 받은 상태). 설탕과 인공 감미료는 둘 다 단 음료라는 점에서는 같지만, 스트레스에 대한 대응에는 극명한 차이를 보였다.

설탕이 든 음료를 마시면 스트레스가 풀리지만, 스트레스가 쌓일 때마다 이런 음료를 마시면 비만이 된다. 그러면 비만이 또 식욕 이상을 불러와 더욱더 단 것에 대한 중독을 부추기므로 스트레스 해소를 위해 설탕이 든 음료를 섭취하는 것은 유익하다고 할 수 없다.

또한 아스파르템이 든 음료는 코르티솔 분비량을 늘려 해마의 기능을 떨어뜨리기 때문에 스트레스 해소에 전혀 도움이 되지 않는다. 스트레스가 풀리기는커녕 과자 중독에 빠져버리기 때문에 몸에 해로울 수밖에 없다. 인공 감미료가 포함된 과자와 음료가 위험한 이유도 바로 이러한 이유 때문이다.

'스트레스 → 단것'은 생물학적 선택

흥미로운 실험 결과가 하나 더 있다. 아이치현 오카자키에 있는 생리학연구소의 미노코시 야스히코 박사 연구팀은 쥐 실험을 통해 스트레스에 반응하는 신경 세포가 활성화되었을 때 쥐가 지질이 아닌 탄수화물(당질)을 선택한다는 사실을 알아냈다.

또한 연구팀은 쥐가 기아 상태에 놓이면 CRH뉴런이라는 신경 세포의 활성화로 고지방식이 아닌 고탄수화물식을 선택하게 된다는 사실을 바탕으로, CRH뉴런을 활성화하는 효소가 항상 작용하도록 유전자를 조작한 결과, 기아 상태가 아닐 때도 고탄수화물식을 선택하여 비만이 된다는 결론을 내놓았다.

CRH뉴런은 스트레스 호르몬인 코르티솔의 분비를 촉진하는 신경 세포다. 미노코시 박사는 스트레스를 받았을 때 쥐가 고탄수화물식을 선택하는 것은 에너지로 쓸 수 있는 탄수화물을 선택해야 생존에 더 유리하다는 생물학적 선택이 작용했을 가능성이 있기 때문이라고 추측했다.

　기아 상태와는 조금 다르지만, 현대인은 다양한 스트레스를 안고 있다. 고탄수화물식, 즉 달콤한 과자를 섭취하는 건 과도한 스트레스 속에서 생존하기 위한 생물의 본능일지도 모른다.

　과자 중독에서 벗어나려면 스트레스를 줄이는 것이 우선이다. 짜증이 밀려올 때마다 달달한 과자가 당기는 사람은, 과자보다 더 좋은 스트레스 해소법을 찾아야 과자 중독에서 벗어날 수 있다.

스트레스가 불러오는 해악

스트레스는 만병의 근원

스트레스를 받으면 우리 몸은 코르티솔 등 스트레스에 대응하는 호르몬을 분비함으로써 스트레스가 몸에 미치는 영향을 최소화하기 위한 방어기제를 작동시킨다.

그런데 스트레스를 오랫동안 받거나 너무 많이 받으면 방어기제가 제대로 작동하지 않아 몸에 여러 가지 문제가 생긴다. 이것을 방치하면 식욕 저하, 근육 경직(어깨 결림이나 요통), 만성 피로, 불면증, 짜증, 우울감과 같은 증상(스트레스 반응)이 나타난다.

이뿐만이 아니다. 스트레스가 지속되면 스트레스 호르몬인 코르티솔이 과잉 분비되어 당신의 몸을 야금야금 좀먹고 만다.

코르티솔이 내장 지방을 증가시킨다

코르티솔 증가량이 많지 않고 단기간에 일어난 경우라면 신체에 큰 해가 되지 않는다. 하지만 많은 양의 코르티솔이 장기간 분비되면 심신을 상하게 한다.

가장 먼저 코르티솔은 혈압과 혈당을 높여 심박수를 증가시킨다. 고혈압, 고혈당 상태가 지속되면 혈관벽에 부담을 주어 동맥경화를 일으키기 쉽다.

또한 코르티솔은 내장 지방의 축적을 촉진한다. 내장 지방이란 복막과 위 주변, 간과 창자 등 말 그대로 내장에 붙어 있는 지방을 말한다. 내장 지방이 증가하면 지방 세포에서 대사를 흐트러뜨리는 호르몬이 분비되어 고혈압, 고혈당, 고지혈증 같은 성인병을 일으키기 쉽다. 코르티솔이 고혈압이나 고혈당을 일으키는 것도 모자라 내장 지방으로 인한 대사 이상까지 초래하기 때문에 우리 몸은 이중으로 타격을 받게 된다.

사회적 지위가 낮을수록 심한 스트레스로 질환에 걸리기 쉽다

영국은 30년 이상 2만 9,000명이 넘는 공무원의 건강 상태를 추적 조사한 '화이트홀 연구(Whitehall study)'에서 코르티솔의 혈중 농도가 가장 높은 그룹은 만성 질환에 걸릴 위험성이 가장 높으며, 이 위험성의 정도는 사회적 지위와 관계되어 있다는 사실을 밝혀냈다. 즉 질병 발생률이 상위 직군일수록 낮고 하위 직군일수록 높다는 결과가 나온 것이다.

이는 미국에서도 같은 경향을 보였다. 중간 직급과 하위 직급

일수록 스트레스가 심했으며 이로 인해 당뇨병, 뇌졸중, 심장질환의 발병 위험이 점점 증가함을 알 수 있었다. 특히 빈곤층 아이들은 스트레스로 인해 뇌 구조가 변화했다. 코르티솔이 식욕을 억제하는 기능을 하다가 뉴런을 죽여버린 것이다.

어린 시절에 받은 스트레스는 훗날 비만의 위험을 증가시키는 요인이 된다.

스트레스가 스트레스를 부르는 악순환

스트레스가 스트레스를 부르는 악순환은 장기만 만성 스트레스가 지속되는 것과 관계가 있다. 급성 스트레스의 경우에는 일시적으로 코르티솔 분비가 증가하고 긴급한 상황(스트레스)에서 벗어나면 더 이상 분비되지 않도록 뇌에서 명령을 내린다.

하지만 만성 스트레스의 경우에는 코르티솔 분비가 장기간 활성화된 상태로 방치되는데, 이때 증가한 코르티솔이 몸에 스트레스를 준다. 스트레스가 코르티솔의 분비를 증가시키고 그것이 또 다른 스트레스를 낳는 악순환에 빠지는 것이다.

인생을 살아가는 한 스트레스에서 완전히 벗어나기란 불가능하다. 따라서 스트레스를 받아도 코르티솔이 너무 많이 분비되지 않도록 몸과 마음을 관리하는 것이 중요하다.

살이 찌면 단맛에 둔해진다

만약 당신이 비만이고 달콤한 과자에 사족을 못 쓴다면 단맛에 대한 감각이 둔해졌을 가능성이 있다.

쥐 실험에서 뚱뚱하면 단맛을 느끼는 미각 세포가 줄어 단맛을 느끼기 어렵기 때문에 단것을 과다 섭취할 가능성이 있다는 보고가 나왔다.

이는 뉴욕주립대학교 버펄로 캠퍼스의 캐스린 메들러(Kathryn Medler) 박사 연구팀의 실험 결과다.

이 실험에서 일반 쥐 25마리와 고지방식을 10주간 먹여 살찌운 쥐 25마리의 신경 전달 효율을 비교하여 비만이 미각 세포에 미치는 영향을 조사했다(미각 세포에는 단맛, 감칠맛, 쓴맛, 신맛을 느끼는 세포가 있으며 각기 다른 수용체를 갖는다).

조사 결과, 감칠맛에 대한 반응은 두 그룹 모두 차이가 없었지만, 단맛과 쓴맛에 대한 반응은 살찐 쥐에게서만 저하된 것으로 나타났다.

그동안의 연구는 살이 찌면 단 음식을 탐하는 경향이 있다는 결과를 내놓는 데 그쳤지만, 이번 실험에서는 '살이 찌면 단맛에 둔해져 만족감을 얻고자 더욱 단맛을 찾는다는 결과가 나와 뚱뚱한 사람이 마른 사람보다 더 많이 먹을 가능성이 있다'라는 추측이 나오고 있다.

2

과자 중독의
해결책

과자 중독에 이르는 3단계

스트레스를 뺀 나머지 범인은 전부 마일드 드러그

앞에서 과자 중독을 일으키는 범인에 대해 소개했는데, 스트레스를 뺀 나머지 범인, 즉 백설탕, 과당, 인공 감미료, 밀가루, 소금, 기름 등은 모두 정제도가 높고 부자연스러운 식품이라는 공통점이 있다.

과자는 이처럼 정제도가 높은 식품에 또 추가로 가공을 하여 만들어낸 초가공식품이다. 상온에 두어도 썩지 않는 것은 물론 부드러워서 먹기도 좋고 달고 짠 자극적인 맛을 낸다.

원래 코카잎에는 중독성이 없지만 코카잎을 정제한 코카인에는 강렬한 의존증이 있듯이 우리가 평소 먹는 음식도 정제도가 높은 것에는 중독성이 있다. 나는 그것을 마일드 드러그라고 부른다. 이러한 마일드 드러그의 섭취는 과자 중독에 이르는 첫 번째 단계다.

마일드 드러그(정제도가 높은 과자)를 먹으면 '맛있어', '행복해'와 같은 쾌감을 느낀다. 쾌감을 느끼면 뇌 속에서는 도파민과 엔도르핀이 분비되어 의욕이 솟거나 집중력이 올라가고 스트레스도 잠시 잊게 된다.

이 메커니즘을 보상회로라고 하는데, 이는 일이나 공부의 효율을 높인다. 좋은 성적이나 성과를 거두어 주위 사람들에게서 칭찬을 받으면 더욱더 쾌감을 느끼게 되고 이는 도파민과 엔도르핀의 분비량을 늘리는 선순환을 낳는다.

이는 굉장히 유익한 흐름으로 동기 부여를 위해 주로 이용되는 수단이지만, 실은 과자 중독에 이르는 두 번째 단계가 바로 이 보상회로의 자극이다.

쾌감을 맛보기 위해 과자를 먹다 보면 알게 모르게 과자에 중독되어 헤어 나오지 못할 위험이 있다.

무엇이든지 그렇겠지만, 처음에는 만족해도 같은 자극이 장기간 계속되면 더 강한 자극을 찾고 싶기 마련이다. 과자를 예로 들자면 먹는 양이나 횟수가 증가할 것이다. 더 먹고 싶은 마음은 과자 중독에 이르는 세 번째 단계다.

달콤한 과자나 소금과 기름 범벅인 과자를 즐겨 먹는 것은 비만으로 향하는 지름길이다. 뚱뚱해지면 식욕을 억제하는 시스템이 제대로 작동하지 않아 같은 양을 먹어도 성에 차지 않게 되어

: 알게 모르게 빠져드는 과자 중독

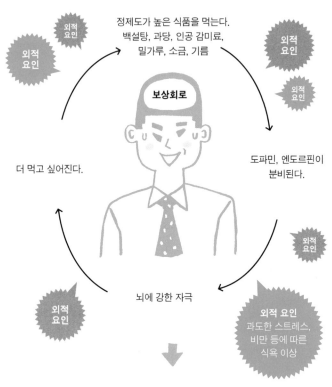

정제도가 높은 식품을 먹는다.
백설탕, 과당, 인공 감미료,
밀가루, 소금, 기름

외적 요인

외적 요인

외적 요인

외적 요인

보상회로

도파민, 엔도르핀이
분비된다.

더 먹고 싶어진다.

외적 요인

외적 요인

뇌에 강한 자극

외적 요인
과도한 스트레스,
비만 등에 따른
식욕 이상

자주 반복되면 과자 중독에 빠진다!

더욱 비만을 부른다.

더불어 평소 엄청난 스트레스를 받는 사람도 과자 중독에 빠지기 쉽다. 스트레스라는 괴로움을 과자를 먹는 쾌감으로 상쇄하려는 것이다.

이렇게 되면 이미 과자 중독에 푹 빠진 상태라고 볼 수 있다.

정제도가 높은 과자, 스트레스, 비만과 같은 여러 가지 요인으로 인해 식욕을 참을 수 없어 과자를 먹지 않고서는 못 배기는 상태가 바로 과자 중독의 실체다.

스스로 과자 중독에 빠졌는지 그렇지 않은지는 '과자 먹기를 참을 수 있는가'로 판단할 수 있다. 예를 들어 도넛을 좋아한다면 매일 먹는 도넛을 먹지 말아 보자. 이때 짜증이 나거나 집중력이 떨어지면 과자 중독에 빠진 것이다. 그 짜증이나 집중력 저하가 과자를 먹지 않았을 때 따르는 금단 증상이다.

중독에서 벗어나기 위해서는 자각이 먼저

자신이 과자를 어떻게 먹고 있는지 확인해보자

마일드 드러그로 인한 중독은 급작스럽게 몸과 마음을 파괴하지는 않지만, 20~30년에 걸쳐 서서히 몸을 망가뜨리다가 결국 치매나 뇌졸중, 심근경색과 같은 생명에 지장을 주는 질병을 일으킨다.

마일드 드러그가 무서운 이유는 본인이 중독에 빠졌다는 의식이 전혀 없다는 것이다. 과자를 먹는 것이 법에 어긋나는 일도 아니기 때문에 적당히만 먹는다면 문제 될 건 없다. 맛있는 과자를 한 입 베어 물 때 우리는 얼마나 황홀한가?

문제는 과자를 먹었을 때 느끼는 쾌감에 익숙해져 더 큰 자극을 원하는 상태다. 늘 과자를 끼고 사는 사람은 과자 중독에 빠져 있을 위험이 매우 크다. 자신이 과자를 어떻게 먹고 있는지 한 번 되돌아보자.

만약 과자 중독에 빠진 상태라면 과감한 조치가 필요하다.

텔레비전이나 스크린에서 약을 끊기 위해 마약범을 어딘가에 가두는 장면을 본 적이 있는가? 이런 경우, 얼마 지나지 않아 약효가 떨어지면 환각이나 경련 같은 금단 증상에 사로잡혀 약을 몹시 찾게 된다.

영화 같은 데서 보면 약에서 쉽사리 빠져나오는 것처럼 보이지만 실제로는 그렇지 않다. 마약으로 체포된 연예인이 풀려났다가 또다시 잡혀 들어가는 사례를 보았을 것이다. 이는 마약 중독에서 빠져나오기가 얼마나 어려운지를 보여주는 대표적인 예다.

과자 중독은 마약 중독만큼 금단 증상이 심하지 않고 의존성이 높지도 않다. 그렇지만 피곤하거나 스트레스를 받을 때면 무심코 과자에 손이 가서 좀처럼 빠져나올 수 없다는 점에서는 비슷하다.

열쇠는 식욕 리셋

'조금은 괜찮겠지'라는 생각이 중독에서 벗어나지 못하게 한다

과당이나 인공 감미료, 스트레스 같은 요소는 그 자체가 식욕을 부르기도 하지만, 기본적으로 보상회로가 과도하게 자극되어 있기 때문에 식욕이 폭발하는 것이다. 중독 상태에서 벗어나려면 쾌락에 둔감해진 뇌를 리셋할 필요가 있다.

리셋에 가장 효과적인 방법은 중독된 것을 끊어내는 것이다. 과자에 중독되었다면 '과자를 먹지 않는 것'이 최선의 방법이다.

여기서 중요한 것은 단번에 끊는 것이다. '조금은 괜찮겠지' 하고 입에 대면 뇌는 리셋되지 않는다. 뇌가 새롭게 설정되지 않은 상황에서 과자를 끊게 되면 극심한 스트레스를 받아서 먹지 않고서는 도저히 못 배기는 상태가 되어 폭식할 가능성이 크다.

비정상적인 식욕이 리셋되면 '과자를 먹고 싶다'라는 욕구에 더는 사로잡히지 않게 된다. 스트레스를 받으면 과자가 미친 듯

이 먹고 싶겠지만 그 빈도는 상당히 줄어들 것이다.

처음에는 괴로울지 몰라도 '과자를 아예 먹지 않는 것'이 중독 상태에서 빠져나올 수 있는 지름길임을 잊지 말자.

먹지 않는 기간을 정해 뇌를 리셋하자

일단 일주일 동안 과자를 끊어보자. 앞으로 과자를 못 먹게 된다고 생각하면 포기하기 십상이지만, 일주일이면 일주일, 이렇게 기간을 딱 정해 놓으면 좀 더 실천하기가 쉽다. 일주일이 괴로운 사람은 3일도 괜찮다. 스스로 기간을 정해 '과자를 먹지 않는 기간'을 정해 보자.

스스로 정해둔 기간을 지키고 나면 하루만 좋아하는 과자를 먹으며 자신을 칭찬해주자. 단, 이때 어떤 과자를 고르느냐가 중요하다.

천연 설탕을 원재료로 한 과자를 고르자

달콤한 과자는 횟수를 정해 먹어라

달콤한 과자를 완전히 끊으면 인생의 낙이 줄어들지도 모른다. 앞으로 절대 먹을 수 없다는 것만큼 과자 중독에 빠진 사람에게 견디기 힘든 일도 없을 것이다. '평생 과자 중독자로 살아도 좋아' 하고 마음을 굳혀 버릴지도 모른다.

또 과자를 먹을 수 없다는 스트레스가 오히려 '먹고 싶다'라는 욕구를 부추길 우려도 있다.

가끔은 달콤한 과자도 먹어가면서 무리하지 않고 꾸준히 이어나가는 것이 중요하다. 너무 참다가 폭발하면 더 큰 일이기 때문이다.

양질의 과자를 조금만 즐겨라

달콤한 과자는 백설탕이 아닌 천연당을 사용한 제품이나 원재료의 맛을 살린 제품으로 고르자. 수수당, 흑설탕, 첨채당, 와산본 (일본 전통 설탕), 코코넛 설탕 등은 백설탕보다 정제도가 낮은 까닭에 백설탕만큼 중독성이 강하지 않다.

딸기나 사과, 귤 등 계절과일을 아낌없이 사용한 디저트도 추천한다. 과일 자체가 달아서 설탕이 적게 들어간다. 과일의 단맛은 정제하지 않은 자연의 맛이기 때문에 천연 설탕을 사용한 과자처럼 중독될 위험은 줄어든다.

대량 생산되는 초가공식품인 과자에 비싸고 정제도가 낮은 설탕이나 신선한 과일이 사용되는 경우는 극히 드물다. 편의점이나 슈퍼에서 쉽게 구할 수 없고 전통적인 제조법으로 손수 만든 과자점이나 신선한 재료를 고집하는 디저트 가게를 찾아보는 건 어떨까?

양질의 식품을 조금씩만 즐기면 과자 중독에 빠질 위험을 줄일 수 있다.

범인 ❷ 해결책

성분을 확인하여 이성화당을 피하자

이성화당은 절대 먹지 않겠다는 마음가짐

혈당을 치솟게 만들며 식욕을 부추기는 이성화당은 되도록 피하자. 이성화당이 들어간 과자는 중독을 부추길 뿐만 아니라, 비만과 성인병을 일으키고 수명을 단축시킨다.

과자를 가끔 즐기는 정도는 괜찮지만, 개인적으로 이성화당만큼은 절대 먹지 않겠다고 굳게 다짐하고 피해주었으면 한다. 이것이 건강하게 오래 사는 비결이다.

포장지에 적힌 원재료를 확인하여 고과당액당, 과당포도당액당, 포도당과당액당, 설탕 혼합 이성화액당 등이 들어 있는 제품은 구입하지 않아야 한다. 신속히 제자리로 돌려놓길 바란다.

어떤 원재료가 사용되었는지 확인하자

가공식품에는 어떤 원재료를 사용했는지 명확히 기재해야 한다는 사실을 알고 있는가?

기재 방법에도 규정이 있다. 함유량이 많은 순으로 적되 식품 첨가물은 마지막에 기재한다. 예를 들어 초콜릿의 원재료를 확인했을 때 설탕, 식물성 유지, 과당포도당액당, 카카오 순으로 기재되어 있다면 카카오는 거의 들어 있지 않다는 뜻이다. 설탕과 기름 덩어리를 먹는다고 보면 된다.

원재료를 확인하고 구입하는 습관을 들이면 정제도가 높은 과자를 피할 수 있다. 하지만 매번 꼼꼼하게 따지기는 어려울 테니 꿀팁 하나를 알려주겠다.

그것은 바로 초가공식품을 대표하는 설탕이나 과당포도당액당, 식물성 유지라고 기재된 제품을 가능하면 피하는 방법이다. 이 재료들만 피해도 과자 중독의 위험에서 멀어질 수 있다.

건강을 생각해서 고른 음료도 주의

중독성을 부르는 것이 또 있다. 건강 음료에 이성화당이 들어 있는 경우다.

가령 건강을 위해 채소와 과일을 사용한 주스를 골라 마신다 해도 그 안에 이성화당이 들어 있으면 말짱 도루묵이다. 건강을 생각해서 마신 음료가 중독을 부른다니 참으로 아이러니하지 않은가?

건강에 좋다고 알려진 유산균 음료도 유산균은 소량만 사용하

건강을 위한 음료에도 이성화당이 사용된다!

스무디 성분 표시 예

●식품 유형: 과·채혼합 음료 ●원재료명: 야채즙(케일, 당근, 고구마, 소송채, 크레송, 시금치), 과즙(사과, 레몬, 키위), 포도당과당액당, 안정제(증점다당류), 향료, 감미료 ●내용량: 200ml ●유통기한: 제품 상단 표시일까지 ●보관 방법: 0~10℃ 냉장 보관 바랍니다.
●제조원: 주식회사○× △△시…

유산균 음료 성분 표시 예

●식품 유형: 유산균 음료 ●무지유고형분: 1.0% ●원재료명: 과당포도당액당, 탈지분유, 안정제(펙틴), 향료 ●내용량: 200ml ●유통기한: 뚜껑 측면 표기일까지 ●보관 방법: 직사광선을 피해 서늘한 곳에 보관해 주세요. ●판매원: 주식회사 ○× △△시…

고 이성화당을 주원료로 한 제품이 있다. 이성화당은 저렴하고 맛있는 음료를 만드는 데 가장 쉽고 빠른 방법일 것이다.

하지만 진심으로 건강을 생각한다면 이성화당이 들어 있지 않은 제품을 골라야 한다.

가공식품을 구입할 때는 반드시 원재료를 확인하도록 하자. 설탕이나 이성화당, 인공 감미료를 사용하는 제품이 사용하지 않은 제품보다 더 많다는 사실에 깜짝 놀랄 것이다.

천연 감미료를 사용한 제품을 고르자

인공 감미료는 되도록 피하라

혈당치가 높은 사람이 당질 제로, 무설탕 과자를 보면 혹할 것이다. 현재 이론상으로는 이런 제품에 사용된 인공 감미료는 혈당치를 높이지도 않고 인슐린을 분비시키지도 않는다고 흔히 알려져 있다.

하지만 인공 감미료가 비만이나 당뇨병 발병 위험을 높인다는 사실을 보여주는 근거는 앞에서도 밝혔다.

건강을 위한답시고 인공 감미료를 사용한 과자를 고르는 것은 바람직하지 않다. 개인적으로는 오히려 과자 중독의 위험을 높인다고 생각한다.

과자뿐만이 아니다. 인공 감미료가 들어간 가공식품은 가급적 입에 대지 않아야 한다.

천연 감미료를 사용한 제품을 골라라

도저히 과자를 끊을 수 없다고 호소하는 것은 과자 중독에서 벗어날 수 없다는 신호와도 같다. 단호히 끊는 것이 가장 좋은 방법이지만, 마냥 참아서 스트레스를 키우는 것도 능사는 아니다. 앞서 말했지만 먹는 횟수를 정해서 과자를 즐기도록 하자.

혈당치를 올리지 않는 과자를 고르고 싶다면 천연 고도 감미료(단맛이 강한 감미료)를 선택해야 중독의 위험을 줄일 수 있다.

나한과와 에리트리톨은 식물에서 추출한 감미료다. 나한과는 중국이 원산지인 박과의 나한과를 원료로 한 감미료로 설탕보다 약 300배나 더 달다. 에리트리톨은 비만과 고혈당을 일으킨다는 보고도 없고 충치를 예방하는 효과까지 있어 추천하는 감미료다. 또한 에리트리톨은 탄수화물 제한 음식에도 적극적으로 활용되고 있다.

식물에서 추출한 감미료로는 스테비아도 있지만 성호르몬에 악영향을 끼쳐 임신율을 떨어뜨리고 태아에 안 좋은 영향을 미친다고 지적하는 연구자도 있기 때문에 추천하지 않는다.

범인 ❹ 해결책

밀가루 제품은 되도록 피하자

도넛은 아주 가끔만 즐겨라

아침 식사 대신 달콤한 빵을 먹거나 카페에서 휴식을 즐길 때 도넛을 주문하는 사람은 우선 이 행동부터 중단해야 한다. 아무런 의심 없이 매일같이 빵을 먹고 있는 사람은 심각한 과자 중독, 더 정확히 말하면 밀가루 중독에 빠져 있다.

무엇보다 자신이 밀가루 중독이라는 사실을 깨닫고 밀가루 제품을 멀리하려고 의식하는 것부터가 중독에서 벗어나는 첫걸음이다.

말이 쉽지 생각보다 어려울지도 모른다. 지금까지 경험에 비추어 보면 밀가루 제품이 위험하다는 사실을 깨닫고 일단 밀가루를 끊은 사람들도 무심코 어떤 계기로 인해 먹게 된다는 이야기를 자주 듣곤 한다. 역시 밀가루 중독의 힘은 굉장하다.

뒤도 안 돌아보고 딱 끊는 것이 가장 이상적이지만, 그게 어렵다면 도넛이나 케이크, 피낭시에, 쿠키 같은 밀가루 제품은 특별한 날 별미처럼 가끔만 즐겨보는 건 어떤가? 횟수는 한 달에 한 번 정도, 적으면 적을수록 좋다.

만약 도저히 참지 못하고 먹었을 때는 그런 일이 반복되지 않도록 조심하는 것이 중요하다. '이미 먹었으니 어쩔 수 없다. 어차피 못 참을 바에야 신경 쓰지 말고 마음껏 먹자' 하고 돌변하는 사람이 있는데, 그러면 밀가루 중독에서 절대 벗어날 수 없다.

밀가루의 폐해는 글루텐 과민증이나 장 누수 증후군에서 볼 수 있듯이 아주 명백하다. 쌀을 주식으로 하는 국가에서는 미국만큼 환자 수가 많지는 않지만, 밀가루 제품을 즐겨 먹는 사람에게는 그런 증상이 언제 발생해도 이상하지 않다. 원인을 알 수 없는 신체 이상으로 고통을 겪는 사람 중에는 사실 알고 보니 밀 알레르기였다는 사람도 종종 있다.

밀가루 제품의 중독성을 깨닫고 되도록 먹지 않는 것, 참지 못하고 먹었을 땐 앞으로 습관이 되지 않도록 조심하는 것, 조금 답답하더라도 밀가루 제품을 먹는 횟수를 조금씩 줄여나가는 것이야말로 장기적으로 봤을 때 밀가루 중독에서 탈출할 수 있는 유일한 방법이다.

밀가루 대신 다른 가루 제품을 골라라

최근에는 건강을 의식해서 밀가루를 사용하지 않는 과자도 판매되고 있다. 콩가루, 메밀가루, 쌀가루 등을 사용한 케이크나 도넛도 눈에 띈다. 참 좋은 변화라고 생각한다.

하지만 콩가루와 쌀가루를 사용한다고 해서 안심할 수 있는 건 아니다. 밀가루 외에 설탕이나 과당포도당액당, 인공 감미료, 식물성 유지가 들어 있지는 않은지 성분표를 꼼꼼히 읽고 구입해야 한다.

과자 중독은 물론 밀가루 중독도 조심해야 한다. 날마다 파스타나 라면, 우동 같은 면류를 먹고 있다면 밀가루 중독에 빠진 것이다. 면이 먹고 싶을 때는 메밀국수를 먹는 편이 좋다. 메밀국수 중에도 밀가루가 포함된 제품이 있으므로 주의하고 메밀가루의 비율이 높을수록 중독의 우려가 낮아진다는 사실을 기억하자. 정제도가 낮은 메밀국수는 비타민과 미네랄이 풍부하여 중독될 염려가 없다.

⠇ 밀가루만 있는 것은 아니다!

밀가루가 아닌 다른 가루도 있다!

- 콩가루나 메밀가루, 쌀가루를 원료로 한 제품을 고르자. 콩가루 도넛, 메밀가루 과자, 쌀가루 빵 등 밀가루가 아닌 다른 가루를 원료로 한 제품을 고르는 것이 좋다.
- 식감을 살리기 위해 기름을 사용하거나, 단맛을 내기 위해 설탕이나 인공 감미료를 사용한 제품은 밀가루 중독 외에 또 다른 중독을 일으킬 수 있으므로 피해야 한다.

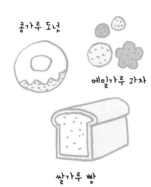

콩가루 도넛

메밀가루 과자

쌀가루 빵

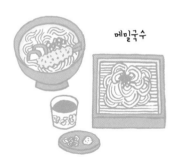

메밀국수

면이 먹고 싶을 때는 메밀국수!

- 파스타, 라면, 우동 등도 밀가루 중독을 일으키는 커다란 요인이다. 면이 먹고 싶을 때는 메밀이 좋다.
- 정제도가 낮은 메밀가루는 현대인에게 부족하기 쉬운 비타민B군, 혈액을 맑게 하는 루틴, 식물섬유가 풍부하게 들어 있어 건강에 좋다.

외식을 끊고 싱거운 맛에 익숙해지자

밖에서 먹는 음식에 길들여지면 소금을 찾게 된다

짭짤한 과자를 즐겨 먹는 사람은 간이 센 음식을 좋아한다. 이런 사람은 과자가 아닌 다른 식품에 들어 있는 소금이 중독의 원인으로 작용했을 가능성이 있다.

자라면서 먹은 가정식의 간이 세서 그럴 수도 있지만, 외식의 영향을 받은 경우도 많다. 건강을 위해 소금을 적게 넣는 음식점도 있으나 대부분은 간을 진하게 한다.

평소 집에서 밥을 해 먹는 사람들은 가끔 밖에서 밥을 먹고 나면 국이 너무 짜고 전체적으로 음식 맛이 자극적이어서 식후에 목마르다고 이야기하곤 한다. 전부 다 그런 것은 아니지만, 외식 메뉴는 전체적으로 간이 센 편이다.

외식을 즐기는 사람은 진한 맛에 길들여져 싱거운 음식을 먹으면 만족할 수 없어 소금이나 소금기 있는 과자를 찾게 된다.

소금 중독에 반드시 딸려 오는 기름 중독

외식은 기름 중독의 위험도 덩달아 불러온다. 점심시간이면 직장인들은 배도 적당히 부르면서 빨리 먹을 수 있는 메뉴를 찾아 헤맨다. 그런데 인기 있는 메뉴는 보통 라면이나 덮밥 등 간이 센 음식들뿐이다. 이러한 메뉴는 소금 중독과 기름 중독을 모두 불러올 위험이 있다.

햄버거 같은 패스트푸드를 점심으로 때우는 사람도 상당수 있는데, 세트로 나오는 감자튀김이나 치킨 조각도 위험하다. 둘 다 기름에 튀긴 데다가 감자튀김에는 소금이 잔뜩 뿌려져 있고 치킨에는 진한 양념 맛이 배어 있다. 이런 음식을 습관적으로 먹다가 안 먹으면 이유 없이 먹고 싶어지는데, 이는 소금 중독과 기름 중독에 빠져서 그런 것이다.

소금과 기름 맛이 생각나 자신도 모르게 편의점에 들어가 스낵 과자를 사버릴지도 모른다.

중독될 위험성이 가장 적은 것은 직접 만든 음식이다

아침은 빵, 점심은 면이나 덮밥류, 저녁은 편의점 도시락 같은 식사로 때우는 1인 가구가 늘고 있다. 이런 음식들은 대체로 중독을 일으킨다. 따라서 이런 식습관이 반복되면 식욕이 폭주하거나 과자 중독을 쉽게 불러올 수도 있다.

과자뿐만 아니라 음식 중독에 빠지지 않는 가장 효과적인 방

소금 중독 & 기름 중독에 빠질 위험이 높은 메뉴

감자튀김

튀긴 감자(기름과 당)에 소금이 잔뜩 뿌려져 있다. 범인이 3개나 숨어 있어서 중독성이 매우 높다. 감자칩도 마찬가지다.

치킨 너깃

튀긴 가공육(기름)에 진하게 간(소금)을 하기 때문에 중독되기 쉽다. 고기 요리가 아닌 중독을 초래하는 초가공식품의 하나로 가급적 피해야 한다.

라면

밀가루 제품(면), 소금, 기름이 잔뜩 들어간 중독 메뉴다. 매일 먹고 있다면 중독에 빠졌다는 신호다. 술자리를 마치고 먹는 라면도 중독성이 강하므로 멈춰야 한다.

덮밥류

밥(당), 기름, 소금의 3중주다. 덮밥의 종류는 다양하지만 모두 중독에 빠지기 쉽다는 점에서는 같다. 월요일은 소고기 덮밥, 화요일은 돈가스 덮밥, 수요일은 튀김 덮밥 등 메뉴를 바꿔가며 날마다 먹지 않도록 주의하자.

밥과 마요네즈

밥(당)과 마요네즈(소금, 기름)를 같이 먹거나 밥에 고추기름을 비벼 먹는 것도 중독성이 강해서 위험하다. 밥에 곁들여 먹는 음식은 전반적으로 중독을 초래한다.

버터를 듬뿍 바른 빵

대표적인 아침 메뉴일 테지만, 버터에 소금이 들어 있기 때문에 당장 그만두는 것이 좋다. 더구나 빵은 밀가루로 만들고, 버터는 지질 함량이 높아 중독성이 매우 강하다.

법은 음식을 직접 만들어 먹는 것이다. 직접 해 먹으면 식자재로 무엇을 썼는지 알 수 있고 양념이나 기름의 양과 종류도 조절할 수 있다. 무엇보다 과식의 위험성이 외식보다 훨씬 줄어든다. 하루아침에 가공식품을 완전히 끊어내기란 불가능할 것이다. 우선 자신의 식사부터 만들어 먹는 습관을 들여 보면 어떨까?

범인 **⑤** 해결책

스낵류는 되도록 피하자

스낵류는 튀긴 것이 대부분

영어의 스낵(snack)에는 안주, 간식이라는 의미가 있지만, 우리 주변에서 스낵이라고 불리는 식품은 옥수수나 쌀가루, 고구마 등을 기름에 튀긴 것이 대부분이다.

원래 식사와 식사 사이에 공복을 때울 목적으로 만들어진 제품이라 먹었을 때 만족감을 높이기 위해 탄수화물을 기름에 튀긴 고칼로리 제품이 많다.

거기에 맛을 더 좋게 하려고 소금, 콩소메, 간장, 매실장아찌 등 소금기가 많은 조미료를 사용하기 때문에 기름과 소금 덩어리라고 할 수 있다. 이런 음식이 중독성을 일으키는 건 당연하다.

스낵류는 한 번 손대면 멈출 수 없는 대표적인 과자로 건강을 생각하면 멀리하는 것이 좋은 식품 중 하나다. 과자 중독에서 벗어나고 싶다면 단호하게 끊어낼 것을 권한다.

그런데도 너무 먹고 싶다면 그 충동이 과자 중독에서 비롯되었다는 점, 스낵류를 먹으면 비만, 고혈압, 당뇨병, 고지혈증, 치매, 암과 같은 질병에 걸릴지도 모른다는 점을 머릿속에 떠올리길 바란다.

성분표 확인으로 무의식적인 기름 섭취를 피하자

백설탕은 단맛이 나고 소금은 짠맛이 나기 때문에 먹었을 때 알아차리기 쉽지만, 기름은 자신도 모르게 먹고 있을 수 있으니 주의해야 한다. 계속 강조하는 이야기지만, 과자를 구입할 때는 원재료에 무엇이 들어 있는지 확인하는 습관을 들이자.

식물성 유지가 맨 처음에 기재되어 있다면 먹지 않는 것이 좋다. 식물성 유지 외에 과당포도당액당과 인공 감미료가 들어 있는 과자도 마찬가지로 당신의 몸을 야금야금 좀먹는 위험한 과자다.

먹는 것으로 스트레스를 풀지 말자

스트레스는 쌓아두지 말고 그때그때 풀어라

과자 중독에서 벗어나려면 과자를 아예 먹지 않거나 먹고 싶어도 참아야 하지만, 한편으로는 그것이 스트레스가 되어 과자를 먹고 싶은 욕구가 더 강해지는 안타까운 문제가 생기기도 한다.

스트레스를 쌓아두는 것도 좋지 않지만, 그렇다고 스트레스를 풀기 위해 과자를 먹게 되면 영원히 과자 중독에서 헤어 나올 수 없게 된다. 먹는 것 말고 스트레스를 해소할 수 있는 더 좋은 방법을 찾아보자.

자신이 '즐겁다'라고 느끼는 것이라면 무엇이든 상관없다. 자주자주 기분 전환을 해서 스트레스를 제때 해소하는 것이 핵심이다. 일하는 틈틈이 심호흡하기, 퇴근길에 헬스장 가기, 쉬는 날 친구 만나기, 노래방 가기, 하이킹하기 등등 어떤 것이라도 좋다. 피곤하면 굳이 아무것도 하지 않고 멍하니 있는 것도 스트

건강한 스트레스 해소법

헬스장에 간다

운동은 과자 중독에서 빠져나올 수 있는 가장 효과적인 스트레스 해소법이다. 스트레스를 받았을 때 몸을 움직여 보자. 걷기, 수영, 근력 운동, 유산소 운동 등 뭐든지 좋다.

노래방에 간다

소리를 지르면 몸과 마음이 후련해진다. 좋아하는 노래를 큰 소리로 부르면 기분 전환이 되고 스트레스 해소에 도움이 된다. 친구와 함께 가도 좋고 혼자 가도 좋다.

친구와 수다를 떤다

뭐든 스스럼없이 털어놓을 수 있는 친구와 만나서 수다를 떠는 것만으로도 스트레스가 풀린다. 푸념을 늘어놓으면 기분이 가벼워지고 본인의 생각과는 다른 새로운 관점의 조언을 들을 수 있다.

심호흡을 한다

짜증이 밀려올 때는 심호흡을 해보자. 부교감신경이 활성화되어 마음이 편안해진다. 숨을 크게 들이쉬고 내쉬며 깊게 호흡하자.

멍하니 있는다

심신이 지쳐서 예민해지기 쉬울 때가 있다. 그럴 땐 아무것도 하지 말고 그저 멍하니 있는 것만으로도 몸과 마음에 휴식이 된다. 하루에 15분 정도 멍하니 있는 시간을 가져 보자.

○ ○ ○

하이킹을 한다

밖에 나갈 체력만 있다면 걷기만큼 재충전에 도움이 되는 것도 없다. 아름다운 경치를 즐기고 몸을 움직이며 여행지에서 맛있는 음식을 먹는 것도 '기분 좋은' 경험이 된다.

레스를 해소하는 데 도움이 된다.

운동은 코르티솔 분비를 억제한다

나는 스트레스 해소법으로 운동을 가장 추천한다. 운동은 식욕을 부추기는 코르티솔과 인슐린의 작용을 억제하는 데 도움이 되기 때문이다.

운동 중에는 에너지를 만들기 위해 코르티솔 분비량이 일시적으로 늘어나지만, 운동 후에는 분비량이 줄어들어 운동 전 상태로 되돌아간다. 운동을 습관적으로 하는 사람일수록 코르티솔 분비량이 적다고 알려져 있다.

그리고 평소 운동을 꾸준히 하는 사람은 그렇지 않은 사람에 비해 스트레스를 받았을 때 코르티솔 수치가 쉽게 증가하지 않는다는 사실이 밝혀졌다. 특히 스트레칭 연구자들이 '운동과 스트레스'의 상관관계를 조사한 바에 따르면 유산소 운동이 스트레스에 대한 내성을 높이는 것으로 나타났다.

구체적으로는 달리기나 수영과 같은 유산소 운동을 일주일에 2~3회, 20~30분씩 꾸준히 하면 스트레스에 대한 내성이 높아진다고 한다.

참고로 운동량은 약간 숨이 찰 정도가 적당하다. 격한 운동은 오히려 코르티솔 수치를 높여 역효과가 난다는 연구 보고도 있으니 지나치게 과도한 운동은 자제하는 편이 좋다.

내장 지방이 줄어들면 인슐린 저항성과 렙틴 저항성이 개선된다

유산소 운동을 하면 체내에 쌓인 지방이 줄어들어 살이 빠진다는 이점이 있다. 지방, 특히 내장 지방이 줄어들면 인슐린 저항성과 렙틴 저항성이 개선된다. 운동 자체가 인슐린 저항성을 개선하므로 그 효과는 확실하다고 말할 수 있다.

인슐린 저항성이나 렙틴 저항성은 식욕을 폭주하게 하는 요인이고, 운동은 그런 저항성을 개선하여 과자 중독에서 헤어날 수 있도록 도와준다.

또한 운동은 인슐린의 기능을 향상시켜 혈압을 떨어뜨리고 동맥경화를 억제하는 아디포넥틴의 분비를 정상적으로 조절한다.

편의점 가는 횟수를 줄이자

편의점에 쓸데없이 들르지 말라

퇴근 후에 마땅히 살 것도 없으면서 괜히 편의점에 들르거나 하지는 않는가?

24시간 다양한 먹거리를 파는 편의점은 귀가가 늦은 샐러리맨에게 더할 나위 없이 좋은 장소일 것이다.

단 밤늦게 탄수화물이 잔뜩 들어 있는 도시락에 손이 간다면 당장 멈춰야 한다. 밤늦은 시간의 식사는 식욕을 폭주하게 하기 때문이다.

특히 별 필요한 것도 없는데 괜히 편의점에 들러 과자를 사는 행동은 절대 하지 말자.

늦은 시간에 설탕과 기름에 범벅된 도시락이나 과자를 먹는 것은 비만의 근원이 된다. 비만은 식욕을 폭발하게 만드는 큰 요인이다. 되도록 밤에는 과자를 먹지 말자.

식사 시간에 신경 써라

늦은 밤 야근을 마치고 집에 돌아가는 길에 편의점 도시락을 사서 먹고 바로 잠이 드는 생활을 반복하고 있지는 않은가? 야밤에 식사를 하고 소화도 시키기 전에 자게 되면 남은 영양소가 지방 조직과 내장에 축적되어 인슐린 저항성을 더욱 부추긴다.

인슐린 저항성을 개선하려면 밤늦게 하는 식사와 그로 인한 비만이라는 악순환의 고리를 끊을 필요가 있다. 그러기 위해서는 식사 시간을 조정해야 한다.

우선 저녁 식사는 최소 잠들기 4시간 전에 끝마쳐야 한다. 예를 들어 자정에 잠자리에 든다면 저녁 8시까지는 저녁을 먹어야 한다. 혹여 일 때문에 저녁 식사가 늦어질 것 같으면 먼저 저녁을 먹고 나머지 업무를 하도록 하자.

이런 경우 퇴근 후 집에 돌아가 출출하다는 이유로 밥이나 면류 같은 탄수화물에 손대지 않도록 주의하기 바란다. 모처럼 저녁을 일찍 먹었는데 야식의 유혹에 넘어간다면 모두 물거품이 된다. 배가 고파서 잠이 안 온다면 채소나 가벼운 수프로 허기만 달래자.

당질을 줄이고 채소를 먹자

과자 외의 당질도 확인하라

밥, 고기나 생선, 채소 반찬 등 골고루 균형 잡힌 식사를 하면 최고로 좋겠지만, 만약 당신이 덮밥류나 라면, 파스타, 빵과 같은 음식으로 식사를 때우고 있다면 인슐린 저항 상태에 빠졌을 위험성이 있다.

과자뿐만이 아니다. 밥이나 면류, 빵과 같은 당질이 많은 음식도 혈당을 높인다. 이런 식사가 계속되면 인슐린이 과잉 분비된다. 인슐린 저항성의 원인은 보통 달콤한 과자지만, 평소 식사를 통해 섭취하는 당질이 원인인 경우도 적지 않다.

인슐린 저항성이 생기면 덩달아 렙틴 저항성도 생긴다. 그 결과 식욕 조절이 제대로 되지 않아 과식하게 되는 것이다.

반대로 인슐린 분비가 줄어들면 렙틴의 감수성이 높아져 식욕이 정상적으로 조절된다. 지방 세포에 축적되는 포도당이 줄고 근육 등에서 소비되면서 살이 빠진다.

인슐린 분비를 억제하는 가장 효율적인 방법은 혈당을 높이는 당질의 섭취를 줄이는 것이다. 과자는 물론 밥과 면, 빵 등 당질이 많이 함유된 주식의 섭취량을 줄이도록 하자.

식이섬유가 인슐린을 억제한다

식이섬유를 섭취하면 인슐린이 과다 분비되는 것을 막아준다. 다시 말해 밥이나 면, 빵 등을 먹기 전에 식이섬유를 먼저 섭취하면 혈당 상승을 예방하고 인슐린의 과다 분비를 억제하는 효과가 있다.

식이섬유는 가공식품이 아닌 채소와 과일 같은 자연식품을 통해 섭취하자. 감자, 호박, 토란, 고구마에는 당질 함유량이 많아 주식과 동일하게 취급되므로 잎채소나 브로콜리, 토마토 같은 녹황색 채소를 추천한다.

출출할 때는 견과류

대사 증후군에 좋은 건강 간식

나는 출출할 때마다 견과류를 먹는다. 견과류는 지질이 풍부해서 살이 찐다고 멀리하는 사람도 있지만, 견과류에는 대사 증후군이나 비만을 예방하는 효과가 있다.

호주와 미국 대학의 공동 연구에서 간식으로 아몬드를 먹으면 혈당이 높아지는 것을 막아준다는 결과가 나왔다. 이 연구에서는 43g의 아몬드를 오전과 오후에 간식으로 먹은 그룹과 먹지 않은 그룹을 비교했다. 그 결과 아몬드를 먹은 그룹이 먹지 않은 그룹에 비해 혈당 수치가 눈에 띄게 낮아졌다.

아울러 아몬드를 먹으면 배고픔을 억제할 수 있고 먹는 양이 평소보다 줄어든다는 사실도 밝혀졌다.

또 다른 연구에서는 견과류를 먹는 사람이 거의 먹지 않은 사람에 비해 대사 증후군에 걸릴 위험성이 확실히 낮아진다는 보고도 있다. 이러한 여러 연구 보고를 통해 아몬드를 비롯한 견과류는 식욕을 억제하는 효과가 높을 것으로 여기고 있다.

견과류에는 대사를 촉진하는 비타민B군과 비타민E가 매우 풍부하며 신진대사를 돕기 때문에 다이어트에도 좋다.

게다가 씹는 맛이 있어 포만감을 얻기 쉽다. 씹으면(저작) 포만중추를 자극하여 식욕을 억제하는 효과가 있기 때문이다.

케이크나 도넛, 슈크림, 젤리, 주스 같은 제품은 부드러워서 씹는 맛이 없다. 입에서 사르르 녹는 음식을 먹으면 저작 횟수가 적어서 많이 먹게 된다. 견과류처럼 씹는 맛이 있는 식품은 포만감을 주므로 과식할 염려가 없다.

견과류를 건강하게 먹는 법

견과류는 몸에 좋은 영양 만점 간식이다

아몬드, 호두, 마카다미아, 헤이즐넛, 캐슈너트, 피스타치오처럼 나무에서 나는 견과류를 추천한다. 견과류는 식물의 씨앗이라 할 수 있으며, 그 속에는 생명 활동을 위한 영양 성분, 단백질, 비타민, 미네랄, 식이섬유, 폴리페놀, 오메가-3 지방산이 듬뿍 들어 있다.

그중에서도 아몬드는 영양 밸런스가 좋고 항산화 작용이 뛰어나며 동맥경화를 예방하는 비타민E와 식이섬유가 풍부하다.

호두는 뇌의 노화를 막는 브레인 푸드로 알려져 있다. 비타민, 미네랄이 풍부하고 염증을 억제하는 오메가-3 지방산이 가득할 뿐 아니라 수면의 질을 높이는 트립토판도 함유되어 있다.

짜증이 나거나 화가 치밀어 오를 때는 헤이즐넛을 추천한다. 신경 전달을 원활하게 하는 칼슘과 신경 흥분을 억제하는 비타민B1이 풍부하기 때문이다.

견과류를 더욱 건강하게 먹는 법

아무리 건강에 좋은 견과류라지만 너무 많이 먹지 않도록 주의
해야 한다. 언제 얼마만큼 섭취해야 좋은지 등 기본적인 견과류
먹는 법을 알아두자.

- 1일 50g. 양손에 담길 정도가 좋다.
- 한입에 15회 이상 꼭꼭 씹어 먹는다.
- 첨가물을 넣지 않고 로스팅한 제품을 고른다.
- 여유가 있으면 생견과류를 구입해서 직접 로스팅한다(프라이
  팬에 바싹 볶거나 오븐에 굽는다).
- 오전 10시와 오후 3시, 하루에 두 번 나누어 먹는다.

카카오 함량이 높은 초콜릿을 추천한다

폴리페놀이 풍부한 초콜릿

내가 즐겨 먹는 또 다른 간식은 카카오 함량이 높은 초콜릿이다.

설탕 덩어리인 초콜릿은 중독을 불러오지만, 설탕이 적게 든 제품은 건강한 간식거리가 된다.

초콜릿의 원료는 카카오 콩이라는 카카오 열매의 씨앗으로 아몬드를 찌그러뜨린 모양을 하고 있다.

카카오 콩에서 겉껍질을 제거하고 곱게 간 카카오매스에 설탕과 유제품, 향료 등을 배합하면 초콜릿이 완성된다. 초콜릿 포장지에 적힌 원료를 확인하고 설탕이 맨 앞에 기재되어 있다면 카카오보다 설탕이 더 많이 들어간 중독성이 강한 초콜릿이라고 보면 된다.

카카오가 설탕보다 앞에 기재되어 있고 사용된 감미료가 나한과나 에리트리톨이라면 중독성이 강하지 않다고 여겨도 좋다.

카카오 함량이 70% 이상인 초콜릿이 좋다

아무리 혈당을 올리지 않는 감미료를 사용한 제품이라고 해도 단맛이 강한 초콜릿을 많이 먹는 것은 추천하지 않는다.

내가 늘 먹는 것은 카카오 함량이 70% 이상인 초콜릿이다. 카카오 자체의 풍미가 남아 있어 쌉싸름한 맛이 나는 초콜릿이지만 간식거리로는 더없이 훌륭하다.

나는 이 초콜릿을 밥 먹기 20분 전에 천천히 맛을 음미하며 먹는다. 이렇게 먹으면 포만 중추를 자극해 과식을 막아준다.

최근에는 편의점 등에서도 카카오 함량 70% 이상의 초콜릿을 취급하고 있어 쉽게 구할 수 있다. 비록 달달한 과자는 아니지만, 초콜릿으로 카카오 자체의 풍미를 즐겨보길 바란다.

초콜릿은 장수 식품이다

세계에서 가장 오래 산 사람은 초콜릿 애호가였다

현재 세계에서 가장 오래 산 사람으로 기네스에 오른 이는 1997년
에 122세의 나이로 사망한 잔 루이즈 칼망(Jeanne Louise Calment)
이다. 칼망은 고기와 치즈, 적포도주를 즐겨 마셨다고 한다. 거
기다 일주일에 약 900g에 달하는 초콜릿을 먹었다니 굉장한 초
콜릿 애호가였던 모양이다.

초콜릿에는 장수 유전자의 스위치를 켜는 레스베라트롤이라
는 폴리페놀이 함유되어 있다. 레스베라트롤은 적포도주에 다
량 함유된 것으로 익히 알려져 있는데 초콜릿에도 이에 못지않
게 포함되어 있다. 적포도주에는 폴리페놀이 100㎖당 0.3g 정
도 들어 있는데, 초콜릿에는 100g당 0.8g이나 들어 있다. 즉 초
콜릿은 포도주의 3배 가까운 폴리페놀을 함유한 항산화 식품인
것이다.

도쿠시마대학교 식품기능학 연구팀은 성인 남성에게 100g의 초콜릿을 먹게 한 결과, 카카오에 함유된 폴리페놀의 일종인 에피카테킨의 약 30%가 체내에 흡수된 사실을 확인하였다. 적포도주에서는 10% 정도밖에 흡수되지 않는다고 하니 그 흡수율의 차이가 뚜렷하지 않은가?

초콜릿은 치매도 예방한다

코코아에는 치매를 예방하는 프로사이아니딘이라는 강력한 항산화 작용이 있는 폴리페놀이 함유되어 있다.

   미국 마운트 사이나이 아이칸 의과대학 의학부의 줄리오 마리아 파지네티(Giulio Maria Pasinetti) 교수 연구팀은 쥐 실험을 통해 코코아가 시냅스의 기능장애를 완화한다는 결과를 내놓았다. 또한 실험 쥐의 뇌를 슬라이스한 표본에 코코아 파우더를 첨가했더니 시냅스 장애가 완화되었다고 밝혔다.

   시험관 실험에서는 코코아 파우더가 치매 발병과 관련된 베타아밀로이드의 비정상적인 축적을 억제하는 효과도 인정되었다고 한다.

시판되는 과자 중에도 건강한 제품이 있다

과자가 너무 먹고 싶을 때는

설탕, 과당, 인공 감미료, 밀가루, 소금, 기름 등을 사용한 초가공 식품은 중독의 위험성을 높일 뿐 아니라 유화제, 팽창제, 방부제 같은 다양한 식품첨가물이 들어 있어 안심할 수 있는 먹거리가 아니다.

그동안 건강을 위해 시중에서 파는 과자는 웬만하면 피하는 것이 좋다고 여겼는데 최근 채소와 과일을 짜고 남은 찌꺼기를 이용해 과자를 만드는 방법이 개발되어 화제가 되고 있다.

워싱턴대학교 식품과학의 기리쉬 가니얄(Girish Ganjyal) 박사 연구팀은 옥수수 녹말에 당근 찌꺼기를 더하면 스낵 식품을 팽창시키는 효과가 있다고 밝혔다. 옥수수 녹말 100g당 5%(5g)의 당근 찌꺼기를 넣으면 팽창률이 최대가 되어 보기에도 좋다고 한다. 가니얄 박사는 채소와 과일을 짜고 남은 찌꺼기가 맛과 식감에도 영향을 주지 않음은 물론 식이섬유와 채소의 영양소가 더해져 보다 건강한 식품이 될 것으로 주장했다.

하지만 이 연구에서는 옥수수 녹말을 사용했기 때문에 유전자 변형 작물의 우려가 있어 건강한 과자라고까지는 단언할 수 없다. 단, 건강한 과자를 개발하고자 노력하는 기업과 연구자의 자세는 높이 평가할 만하다. 앞으로 이러한 움직임이 더욱 확산되어 건강한 과자가 늘어나기를 희망해 본다.

편의점에서도 구할 수 있는 몸에 좋은 과자

와산본(일본 전통 설탕)이 들어간 화과자나 파티시에가 양질의 생크림과 버터를 사용해 만든 디저트는 맛도 좋고 중독될 염려도 전혀 없다. 그렇지만 평소에 부담 없이 먹을 수 있는 과자는 아니다.

그래서 편의점에서 쉽게 구할 수 있는 몸에 좋은 과자를 몇 가지 소개해볼까 한다. 꼭 참고해주길 바란다.

● 혼합 견과류

아몬드나 호두, 캐슈너트 등이 섞인 견과류는 대표적인 몸에 좋은 간식이다. 단, 설탕이나 소금 등이 첨가된 것은 중독성이 강하므로 첨가물이 없고 로스팅된 제품을 고르자.

● 카카오 함량이 높은 초콜릿

카카오 함량이 70% 이상인 초콜릿을 고르자. 단맛이 당길 때는 나한과나 에리트리톨이 사용된 제품은 혈당을 높이지 않고 인슐린이 과잉 분비되지 않으므로 안심하고 먹을 수 있다.

● 콩가루를 사용한 쿠키나 도넛

요즘은 당질 제한, 글루텐 프리가 크게 주목받고 있어 콩가루를 사용한 과자가 잇따라 등장하고 있다. 콩가루는 단백질이 풍부하고 당질이 적다. 무가당, 글루텐 프리 등을 내세운 과자에는 콩가루를 사용한 제품이 많다. 단, 식품첨가물을 들이부은 제품에는 과자 중독 외의 다른 위험성도 있으므로 반드시 원재료를 확인하고 고르도록 하자.

● 나한과나 에리트리톨을 사용한 과자

나한과와 에리트리톨은 둘 다 설탕보다 단맛이 강한 천연 감미료로 혈당을 올리지 않고 인슐린의 과잉 분비를 억제한다. 주로 당질을 제거한 과자와 음료에 사용된다. 단것이 너무 먹고 싶을 때는 이 두 가지를 원료로 한 제품을 선택하자.

● 한천을 원료로 한 과일 푸딩

한천은 식이섬유가 풍부하다. 과당포도당액당이나 인공 감미료를 사용하지 않고 과일의 단맛을 살린 제품을 추천한다.

● 치즈와 요구르트

출출할 때는 치즈를 먹어도 좋다. 요구르트는 설탕이 들어가지 않은 플레인 요구르트를 먹자. 여기에 콩가루나 꿀을 첨가해 먹는 방법도 추천한다.

배가 고플 때는 산책을 하자

배가 고플 때는 운동을 하라

배가 고플 때는 뭐라도 먹고 싶겠지만 과자 중독에서 완전히 탈출하고 싶다면 꾹 참고 운동을 해보자. 공복에 몸을 움직이면 포도당을 대체할 수 있는 에너지원인 케톤체가 만들어지기 쉽기 때문이다.

케톤체는 몸속에 축적된 지방과 MCT 오일, 코코넛 오일에 함유된 중쇄 지방산을 섭취할 때 간에서 합성되는 물질이다. 최근에 코코넛 오일을 이용한 건강법이 주목받고 있는 이유도 이 케톤체의 효과를 얻기 위해서다.

보통 우리는 밥이나 면류, 빵, 고구마류 같은 음식에 다량 들어있는 당질(포도당)을 에너지원으로 이용해 활동한다. 그런데 당질 섭취량을 줄이면 대체 에너지가 필요하기 때문에 간에서 지방이 분해되어 케톤체가 합성된다.

그동안 뇌는 포도당만 에너지원으로 쓸 수 있다고 보고되었는데 케톤체도 뇌와 근육에서 에너지원으로 쓸 수 있다는 사실이 밝혀지면서 많은 이의 관심이 집중되고 있다. 현대사회는 당질 과다 섭취로 인한 대사 증후군 및 인지 기능 저하가 폭발적으로 증가하고 있기 때문이다.

식욕 리셋을 도와주는 케톤체

일반적으로 MCT 오일과 코코넛 오일을 섭취하면 몸속에서 케톤체의 합성이 촉진된다고 알려졌지만, 이러한 물질을 섭취하지 않아도 체내에 축적된 지방에서 케톤체가 합성된다.

더불어 모아둔 지방이 에너지원으로 사용되기 때문에 케톤체가 합성될수록 체내 지방이 줄어든다. 최근 당질 제한 다이어트가 인기인 것도 당질을 제한하면 케톤체의 합성을 유도하여 체중을 확실히 줄일 수 있기 때문이다.

당질을 제한하면 인슐린 저항성이 극적으로 개선된다. 그러면 혈당치도 안정되고 인슐린 저항성으로 식욕이 폭주하는 일도 사라진다. 케톤체가 제대로 합성되기만 하면 식욕에 휘둘릴 걱정이 없다.

당질을 제한해도 혈당이 심각하게 떨어지지 않는다. 케톤체가 합성되기 때문에 에너지 부족에 빠지지도 않는다. 게다가 케톤체 자체에는 항산화 작용과 항염증 작용도 있다.

무엇보다 제3형 당뇨병으로 불리는 치매 예방에 효과적인 것으로 밝혀졌다. 미국의 최신 치매 치료는 12시간 이상의 금식 기간을 둠으로써 케톤체의 합성이 촉진되는 방법을 권장하고 있을 정도다. 이외에도 암의 예방과 치료에 효과가 있다는 연구 보고가 있다.

케톤체도 사용하는 하이브리드 타입이 되자

케톤체는 대사 증후군, 치매, 암 예방에 도움이 되는데 밥, 면, 빵, 감자류 같은 당질이 많은 음식을 섭취하면 잘 합성되지 않는다.

건강하게 오래 살려면 케톤체가 합성되기 쉬운 몸이 되어야 한다. 배가 고플 때는 혈당치가 내려가므로 케톤체의 합성을 촉진할 더없이 좋은 기회다. 과자에 손을 뻗는 대신 눈 딱 감고 몸을 움직여보자.

산책도 좋고 스쿼트처럼 제자리 유산소 운동도 좋다. 공복에 몸을 움직이면 케톤체의 합성 스위치가 켜지고 잠시 후 혈중 케톤체가 증가한다. 그러면 곧 공복감도 사라질 것이다.

식사 등을 통해 혈당치가 올라가면 케톤체의 합성이 멈추고 혈중 농도도 급속도로 내려간다. 포도당과 케톤체를 모두 사용하는 하이브리드 타입이 되고 싶다면 출출할 때 과자를 먹는 대신 적극적으로 운동을 해보자. 그러면 식욕 때문에 고민하거나 과자를 너무 많이 먹는 일이 사라지게 될 것이다.

과자 회사가 파놓은 함정에 빠지지 말자

중독성 강한 과자가 세상에 널리 퍼져 있는 것은 사실 과자 회사의 관점에서 볼 때는 좋은 일이다. 중독성이 강한 제품은 제공하면 제공할수록 찾는 사람이 늘어나기 때문에 이상적인 비즈니스 모델이라고 할 수 있다.

실제로 신제품을 개발할 때 '어떻게 재구매자를 늘릴 것인가'를 목표로 하는 회사가 대부분일 것이다.

물론 기업도 처음부터 중독성 강한 과자를 만들려고 의도했던 것은 아니다. 어떻게 하면 소비자를 계속 끌어당길지 추구하다 보니 초가공식품을 생산하게 되었을 것이다.

그렇지만 편의점이나 마트에 앞다투듯 그런 식품들만 줄줄이 나오는 현상을 보고 있으면, 일평생 중독을 초래할지도 모르는 상품을 개발하는 것도 모자라 소비자에게 그런 제품들을 사 먹도록 부추김으로써 중독 환자를 늘리고 있는 것은 아닌지 착잡한 마음이 들기도 한다.

해마다 봄, 여름, 가을, 겨울이면 과자 회사는 각 시즌에 어울리는 신제품을 개발하고 판매하느라 분주하다. 매력적인 홍보 문구 속에서 과자의 유혹을 뿌리치기란 쉽지 않겠지만, 기업의 사업 전략에 편승하여 과자 중독에 빠지는 것은 위험하지 않을까?

3

과자 중독에서
탈출하면
뭐가 좋을까

❶ 뇌 활성화로 치매 예방 효과 극대화

치매를 일으키는 당독소를 피할 수 있다

달콤한 과자가 대부분 혈당치를 급격히 높인다는 사실은 앞에서
도 충분히 설명했다. 하지만 과자 중독에서 탈출할 수만 있다면
그로 인한 해악은 충분히 피할 수 있다.

고혈당은 당뇨병이나 치매, 노화를 앞당긴다. 과자 중독에서
벗어나면 특히 치매 예방에 아주 효과적이다.

최근에는 치매 요인 중 하나로 당독소가 거론되고 있다. 당독
소란 고혈당으로 인슐린 분비가 감소하거나 인슐린 저항성이 증
가해서 고혈당을 더욱 악화시키는 상태를 말한다.

고혈당 상태가 지속되면 체내에서 당과 단백질, 지질이 결합
하는 당화 반응이 생기기 쉬워진다. 당화로 인해 생기는 AGEs
는 과자 중독의 범인 편에서도 다뤘지만, AGEs는 세포의 노화를
촉진한다.

AGEs가 과잉되면 피부 노화가 촉진되어 기미나 잡티가 생기기 쉽고 피부 투명감이 사라지기 때문에 늙어 보이게 된다.

치매의 대부분을 차지하는 알츠하이머 환자의 뇌에는 건강한 사람보다 AGEs가 많다는 연구 보고도 있다.

혈당치가 상승하면 AGEs의 양이 감소한다

AGEs는 식후 1시간, 즉 혈당이 오르는 시간대에 생기기 쉽다. 식후에 혈당이 오르는 것은 생존을 위해 에너지를 얻으려면 어쩔 수 없는 현상이다. 하지만 식사가 아닌 불필요한 음식으로 혈당을 높이는 시간은 되도록 줄이는 편이 좋지 않을까?

혈당이 치솟는 건 달콤한 과자 때문이다. 과자를 끊으면 혈당이 오르는 것을 막을 수 있다. 과자 중독에서 벗어나면 AGEs로 인한 노화나 질병의 위험성은 자연스레 줄게 된다.

혈당과 혈압 수치가 개선된다

과자에는 당질, 지질, 염분이 들어 있다. 당질이나 지질을 과잉 섭취하면 살이 찌고 혈당치나 중성지방과 혈압이 상승한다. 염분을 과잉 섭취하면 혈압이 올라가고 과자를 계속 먹으면 대사 증후군이 전속력으로 진행된다.

생활습관병은 말 그대로 생활습관이 원인이 되어 발병하는 만성 질환의 총칭이다. 식생활은 그중에서도 생활습관병을 유발하는 가장 큰 요인을 차지한다. 우리 몸은 우리가 매일 먹는 것으로 만들어지므로 당연한 이야기다.

과자 중독에 빠져 과자를 계속 먹게 되면 혈액 상태가 나빠지고 혈관의 노화가 진행된다. '사람은 혈관과 함께 늙는다'라는 유명한 말이 있듯이 과자를 손에서 놓지 못하면 혈관의 노화를 앞당기고 수명을 단축시킨다. 따라서 과자를 끊으면 혈액 상태가 개선되고 질병이나 노화에 대한 걱정이 크게 줄어들 것이다.

초가공식품은 가급적 피하자

과자뿐만 아니라 달콤한 빵이나 컵라면을 비롯한 초가공식품은
건강을 위해 되도록 먹지 않는 편이 좋다.

그럼 초가공식품인지 아닌지 어떻게 구별할 수 있을까? 원재
료를 확인해 보면 웬만큼 알 수 있다. 나는 원료가 자연적이냐
아니냐로 판단한다. 식물성 유지, 과당포도당액당, 인공 감미료,
탈지분유, 향료, 캐러멜색소, 산화방지제와 같은 인공 첨가물이
많이 사용된 제품은 초가공식품이다.

이를테면 초콜릿이라도 카카오매스, 카카오버터, 아몬드, 생
크림, 바닐라 등 자연에서 추출한 원료라면 괜찮다.

과자가 아니어도 가공된 식품을 구입할 때는 꼭 원재료를 확
인하는 습관을 들이자.

❸ 확실한 다이어트 효과

과자가 과식을 부르고 체중을 불린다

체중이 증가해 식사량을 줄였는데도 '살이 빠지지 않는다'라고 고민을 털어놓는 사람이 많다. 그런데 그런 사람들의 이야기를 자세히 들어보면 식사량을 줄이는 대신 과자를 먹는 경우가 적지 않다. 그중에는 과자를 먹기 위해 끼니를 거르는 예도 있다.

과자를 비롯한 초가공식품을 즐겨 먹으면 살이 찌기 쉽다. 정제도가 높은 음식은 체내 흡수율이 높아 식욕의 메커니즘을 어지럽혀 과식을 초래하기 때문이다.

중요한 이야기기인지라 거듭 되풀이하지만, 살이 찌면 인슐린과 코르티솔, 렙틴 같은 체내 호르몬의 균형이 깨진다. 그러면 식욕 조절이 더욱더 어려워져 '더 먹고 싶다'라는 섭취 욕구가 한층 더 강해진다. 과자가 비만을 낳고 비만이 또 다른 중독을 초래하는 악마의 사이클에 빠진 것이다.

과자를 끊으면 날씬해진다

앞에서 중독에서 벗어나는 첫걸음은 눈 딱 감고 냉정하게 과자를 끊는 것이라고 했다. 과자를 끊으면 틀림없이 살이 빠질 것이다. 간혹 '안 먹어도 살이 찐다'라고 하는 사람은 식사 외에 먹은 과자를 고려하지 않았기 때문이다.

과자는 나도 모르게 그냥 있어서 먹어 버리는 경우가 태반이라서 먹은 기억이 잘 나지 않는다. 이래서 중독을 무섭다고 하는 것이다.

과자를 먹고 싶어서 먹는다기보다 먹는 것 자체가 습관이 되어 손에서 놓을 수 없게 되는 것이다. 몸에 배어버렸기 때문에 먹은 기억조차 나지 않게 된다.

이렇게 습관처럼 먹던 과자를 딱 끊으면 애써 뭘 하지 않아도 체중은 자연스레 줄어든다. 사실 호르몬 균형을 깨트리는 내장지방은 식생활을 바꾸면 쑥쑥 빠진다. 과자만 끊어도 다이어트 효과를 톡톡히 보게 될 것이다.

❹ 짜증과 불안이여 안녕

짜증 나고 불안한 감정은 금단 증상이다

과자를 먹으면 짜증 나고 불안한 감정이 가라앉기 때문에 멈출 수 없다고 말하는 사람이 있다. 이는 과자 중독에 빠졌다는 전형적인 증거다.

이런 감정은 과자를 먹어서 가라앉는 게 아니다. 과자를 먹지 않아서 생기는 금단 증상이다. 중독에 빠진 상태라서 정기적으로 과자를 먹지 않으면 만족감을 느끼지 못하는 것이다.

이 원리를 커피로 비유해 쉽게 알아보자.

커피에 함유된 카페인은 교감신경을 자극해 집중력을 높이는 작용을 한다. 일하는 틈틈이 커피를 마시면 재충전이 되는 것도 이 카페인의 작용 때문이다.

그런데 카페인 섭취량이 많아질수록 각성 효과가 떨어진다. 그래서 그와 같은 수준의 효과를 얻으려면 커피 마시는 횟수를 늘려 카페인 섭취량을 증가시켜야 한다.

또 커피를 마시지 않으면 안절부절못하게 된다. 늘 카페인을 섭취하다가 섭취하지 않으면 혈중 카페인 농도가 옅어지면서 짜증이나 불안감이 들고 집중력이 떨어진다.

과자도 마찬가지다. 기분 전환을 위해 먹었을 뿐인데 어느덧 중독에 빠지게 되어 안 먹으면 쉽게 짜증이 나고 불안해진다.

밑져야 본전이라는 마음으로 일단 일주일 동안 과자를 끊어 보자. 처음 며칠 동안은 과자가 너무 먹고 싶어서 짜증이 밀려올지도 모르지만 조금만 지나면 누그러질 것이다. 처음에는 괴롭겠지만 꾹 참아보길 바란다. 그러면 중독으로 인한 짜증이나 불안, 먹고 싶은 욕구에 시달리는 일이 점점 줄어들 것이다.

❺ 미각 마비 증상이 개선되어 맛에 민감해진다

정제도가 높은 음식은 자극적이다

설탕과 소금은 정제도가 높을수록 단맛과 짠맛이 강해서 미각을 마비시킨다.

강렬한 자극을 한 번 맛보면 그보다 약한 자극에는 만족할 수 없게 된다. 미각도 마찬가지다. 평소에 단맛이나 짠맛이 강한 초가공식품을 먹다 보면 천연 단맛이나 천연 짠맛이 싱겁게 느껴진다.

평소 밖에서 라면이나 덮밥을 자주 사 먹게 되면 육수를 살린 국물 맛이 잘 느껴지지 않는다.

내가 평소 소개하는 레시피는 기본적으로 싱겁게 육수를 내고 재료 본연의 맛을 살린 것뿐이다. 예전에 레시피 촬영이 있던 날이었다. 촬영 스태프들과 함께 둘러앉아 레시피 음식을 맛보았는데 평소 싱겁게 먹는 내게는 딱 알맞은 맛이었다. 촬영 스태프도 대부분은 맛있다고 했지만, 그중에는 '싱겁다'며 소금을 치는 사람도 있었다. 이는 평소 식습관 때문일 것이다.

평소 집에서 밥을 해 먹으면 싱거운 맛에 익숙해져 음식이 조금 싱겁더라도 맛있게 느끼지만, 외식을 자주 하거나 편의점 도시락, 사 먹는 반찬, 정크 푸드를 즐겨 먹으면 강한 자극에 익숙해져 재료 본연의 맛을 섬세하게 느끼기가 어렵다.

먹는 것을 바꾸면 자연스레 미각도 바뀐다. 설탕과 소금 범벅인 과자를 끊으면 마비됐던 미각이 정상으로 되돌아와 재료 본연의 맛을 잘 느끼게 된다.

단, 과자만 끊고 여전히 외식하거나 반찬을 사 먹는다면 미각은 마비 상태에서 돌아오지 않을 것이다. 따라서 과자뿐만 아니라 전반적인 식습관을 재정비할 필요가 있다.

어렵겠지만 우선은 과자를 끊는 것부터 시작해보자. 그것만으로도 혀의 미각을 조금씩 되찾을 수 있는 계기가 될 것이다.

❻ 글루텐에서 비롯된 컨디션 난조가 사라진다

만성 피로가 개선된다

설사나 변비가 있다, 갑자기 배가 아파서 고생한다, 전보다 쉽게 피로해진다, 두통과 현기증이 심해졌다, 두드러기가 난다, 우울하다. 딱히 질병이 있는 것도 아닌데 이런 증상에 시달리고 있다면 과자나 밀가루 제품을 끊어보길 바란다. 좋아질 가능성이 있다.

그뿐만이 아니다. 빈혈이나 부종, 관절 통증과 같은 다른 증상도 개선될 여지가 있다.

사실 글루텐 때문에 이런 증상이 나타나는 경우가 적지 않다. 글루텐이 원인인지 아닌지를 판단하려면 글루텐을 끊고 컨디션 변화를 체크해보면 된다.

밀가루 제품을 끊었을 때 이런 증상이 가라앉는다면 글루텐 과민증이라고 볼 수 있다. 과자 이외에도 밀이 함유된 식품을 피하면 증상이 가라앉는다.

꼭 글루텐 과민증이 아니더라도 과자에 들어 있는 인공 감미료 탓에 장내 환경이 나빠져 몸에 이상 증상이 나타나는 경우도 있다. 백설탕, 과당, 소금도 지나치게 섭취하면 장내 환경을 악화시키는 요인이 된다. 따라서 과자를 많이 먹으면 체내 환경이 악화된다고 봐도 무방하다.

장내 환경이 당신의 건강을 좌우한다

최근 연구에서 장내 환경이 전신에 영향을 미친다는 사실이 밝혀졌다. 장내 환경에 따라 살이 찌는 정도가 달라지며, 장과 뇌는 서로 밀접한 관계를 주고받기 때문에 장내 환경이 악화되면 불안감이 증가한다는 주장도 있다.

'건강은 장에서 시작된다'라고 할 정도로 최근 장내 환경이 크게 주목받고 있다. 장에 좋은 유산균을 섭취하는 것도 좋지만 과자를 끊는 것도 장내 환경을 개선하는 데 큰 도움이 된다.

❼ 몸이 예전처럼 건강해진다

비정상적인 식욕이 사라지면서 몸과 마음이 건강해진다

과자 중독에 빠지면 식욕이 증가해서 계속 먹지 않으면 성에 차지 않게 된다. 20~30대 젊은 시절에는 괜찮을지 모르겠지만, 40~50대에 이르면 혈당이나 혈압, 지질 수치에 이상이 생겨 성인병이나 뇌졸중, 심근경색을 일으킬 위험성이 높아진다.

그 나이대를 무사히 넘긴다 해도 70~80대에는 치매라는 심각한 병이 도사리고 있다.

일본은 장수하는 사람이 많아지면서 초고령사회가 되었다. 그런데 장수에도 여러 가지가 있다. 치매 때문에 옴짝달싹 못 하고 누워만 지내는 상태로 90세까지 사는 장수가 있는가 하면, 자기 발로 좋아하는 장소에 가거나 친구와 가족을 만나고 자기 입으로 맛있는 음식을 먹으며 생활하는 장수가 있다.

70, 80세가 된 당신의 몸은 당신이 수십 년 동안 먹어온 결과

로 만들어진다. 좋은 음식을 먹으면 건강한 몸이 되지만 부자연스러운 음식(초가공식품)을 먹으면 서서히 그 해악이 몸에 쌓이게 된다.

마일드 드러그가 무서운 건 그런 해악이 눈앞에 즉시 나타나지 않는다는 점이다. 자신도 모르게 서서히 몸을 공격해 뇌와 장기를 망가뜨린다. 이런 불상사를 막으려면 과자 중독에서 탈출하는 것을 목표로 삼아야 한다.

과자를 아예 먹지 말라는 뜻은 아니다. 이건 어디까지나 초가공식품을 너무 많이 먹었을 때 생기는 문제다.

나도 진찰을 하거나 취재 요청을 받을 때는 물론 책을 쓰는 와중에도 짬짬이 견과류나 초콜릿 같은 간식을 먹는다. 건강한 간식을 먹는 것은 전혀 문제가 되지 않는다. 초콜릿이나 견과류는 치매 예방에도 도움이 되니 이런 몸에 좋은 간식은 먹는 편이 좋다고 생각한다. 당연히 양과 질을 고려하는 선에서 말이다.

과자를 먹고 싶으면 양질의 간식을 조금만 즐기자.

오늘부터 당신도 과자 중독 탈출

인간은 예로부터 발효, 소금 절임, 훈제, 건조 등 식품을 가공해 보존 식품을 만들어 왔다. 과거 우리에게는 나무 열매를 가공하는 기술이 있었는데, 이는 기근에 대비하여 식품을 보존하기 위해 인류가 고안해낸 것이다.

이러한 가공은 모두 단순하고 자연스럽다. 이렇게 만들어진 식품은 몸에 해롭지도 않을뿐더러 발효식품 같은 경우는 오히려 건강에 이롭기까지 하다.

그런데 어느 시점부터 고도로 가공된 식품이 급격히 증가했다. 나는 그 경계가 1970년이 아닐까 한다.

대량생산, 박리다매가 요구되던 때라 보존성이 높고 비용이 적게 드는 가공식품이 잇달아 개발되었다. 저렴한 데다 보존하기도 쉽고 번거로운 조리 과정 없이 먹을 수 있는 가공식품의 편리함은 대중들에게 사랑받으며 점점 그 소비가 확대되어 갔다.

가공식품이 등장하면서 우리의 식생활은 확실히 풍요로워졌다. 다만 한편으로는 고도로 정제된 식품으로 인한 폐해가 소리 없이 다가오고 있다.

식생활의 변화는 성인병과 치매를 유발하는 주요인이 되었다. 부자연스러운 가공식품들이 늘어나면서 이러한 질병에 걸릴 위험성이 높아진 것이다.

초가공식품 중에서도 과자는 가벼운 마약 성분인 백설탕, 과당, 인공 감미료, 밀가루, 식염(정제염), 기름으로 범벅된 위험한 음식이다. 건강을 위한다면 되도록 먹지 않는 편이 좋다. 도저히 끊을 수 없다면 양이라도 줄였으면 하는 바람이다.

이 책을 통해 당신이 과자 중독의 위험성을 깊이 깨닫는 계기가 되었으면 한다.

시라사와 타쿠지
오차노미즈 건강장수클리닉 원장